# 図解
# 病理解剖ガイド

編集 新井冨生
東京都健康長寿医療センター病理診断科部長

文光堂

## ■ 編集

| | |
|---|---|
| 新井 冨生 | 東京都健康長寿医療センター病理診断科部長 |

## ■ 執筆（執筆順）

| | |
|---|---|
| 新井 冨生 | 東京都健康長寿医療センター病理診断科部長 |
| 関 敦子 | Pathology & Laboratory Medicine, Cleveland Clinic, Ohio, USA |
| 千田 宏司 | 城南福祉医療協会大田病院　副院長 |
| 柿﨑 元恒 | 東京都健康長寿医療センター病理診断科 |
| 相田 順子 | 東京都健康長寿医療センター研究所老年病理学研究チーム専門副部長 |
| 松田 陽子 | 東京都健康長寿医療センター病理診断科医長 |
| 今泉 雅之 | 東京都健康長寿医療センター病理診断科 |
| 石渡 俊行 | 東京都健康長寿医療センター研究所老年病理学研究チーム研究部長 |
| 野中 敬介 | 東京都健康長寿医療センター病理診断科 |
| 村山 繁雄 | 東京都健康長寿医療センター神経内科・高齢者ブレインバンク（神経病理学）部長 |
| 長谷川 康子 | 東京都健康長寿医療センター研究所老年病理学研究チーム |
| 浜島 裕理 | 東京都健康長寿医療センター病理診断科 |
| 江坂 四季音 | 東京都健康長寿医療センター病理診断科 |
| 長谷川 文雄 | 東京都健康長寿医療センター研究所老年病理学研究チーム（電子顕微鏡室） |
| 湯村 和子 | 国際医療福祉大学病院予防医学センター腎臓内科教授 |
| 松原 知康 | 東京都健康長寿医療センター高齢者ブレインバンク・神経内科 |
| 白幡 浩人 | 東京都健康長寿医療センター病理診断科 |
| 鈴木 明美 | 東京都健康長寿医療センター病理診断科 |
| 木村 有希 | 東京都健康長寿医療センター研究所老年病理学研究チーム（神経病理学） |
| 木曽 有里 | 東京都健康長寿医療センター病理診断科 |
| 木下 真由美 | 東京都健康長寿医療センター病理診断科 |
| 野島 陽子 | 東京都健康長寿医療センター看護科看護師長 |
| 児島 宏哉 | 東京都健康長寿医療センター病理診断科 |
| 木村 勇里 | 東京都健康長寿医療センター病理診断科 |
| 堀 千紗 | 東京都健康長寿医療センター病理診断科 |
| 濱松 晶彦 | 東京都監察医務院 |

# 序文

　我が国において病理解剖が医療の現場に導入されて約150年が経過した．最近の病理解剖件数の動向は1980年代をピークに減少傾向にあり，今後しばらくは回復する兆しがみえない．そのため，若手病理医が先輩からその技術を学ぶ機会も減少している．このような状況においてこそ，若手病理医および病理解剖を補佐する臨床検査技師にとって病理解剖の標準的な知識・技術を学べる書籍が必要である．東京都健康長寿医療センターは開設当初から病理解剖を重視し，そこから多くを学んできた．そこで，東京都健康長寿医療センターにおける病理解剖に関する技術や検体の保存方法などを整理し記録することにより，現代の病理解剖に関わるニーズに応えようと考えた．

　本書は，若手病理医・臨床検査技師を対象に，病理解剖全般について解説したテキストである．初学者でも容易に理解できるよう写真やイラストを中心に，外表所見の取り方，皮膚切開法から始まり，各臓器の取り出しや所見の取り方，解剖後の処置までをわかりやすく解説した．実際の病理解剖は症例ごとに異なるため臨機応変に対応する必要があるものの，基本的な手技は共通するものがあり，それが身に着くよう配慮した．また，臓器別だけではなく疾患別の検索法も収載している点が，既存の病理解剖テキストにはない特徴である．

　臓器の取り出し方や肉眼所見の取り方の基本的な手技は今も昔もさほど変わらないと思われるが，病態解明のための検査技術は著しく進歩した．蛋白質発現や遺伝子変異の検出などを含む検査技術も病理解剖に導入されつつあり，新しい時代に対応していく必要がある．具体的には，採取した検体を適切に処理し保存することが新技術に対応する第一歩であるので，これらについても記述し，「新しい時代の病理解剖」にも耐えうるものにしようと努めた．

　さらに，病理解剖はご遺族の承諾があって成り立つことであり，解剖室から送り出されたご遺体が荼毘に付されるまでの間，適切な状態を維持するよう十分配慮した．この点に関しては，病理解剖後のエンゼルケアに詳しい専門の看護師に協力を得て対応した．

　本書は執筆者のみで完成したわけではない．病理解剖をさせていただいた患者さんと病理解剖を承諾していただいたご遺族のご協力なくして本書は誕生しなかった．まず，これらの方々にこの場を借りて感謝の意を表したい．また，病理解剖業務に従事し，病理解剖に関わる技術や情報の管理法を試行錯誤しながら構築してきた諸先輩方にも敬意を表したい．さらに，文光堂編集室諸氏には粘り強くご支援いただいたことにお礼を申し上げる．

　本書がこれから病理専門医を目指す研修医およびその指導医，病理解剖をサポートする臨床検査技師，看護師にとって少しでも役立つとともに，病態の解明にも寄与し，その成果が社会に還元されることを願うものである．

平成30年11月

新井冨生

# 目　次

## Ⅰ．はじめに
1　病理解剖についてまず知っておきたいこと……………………………………………… 1
2　病理解剖前に確認しておくこと…………………………………………………………… 6

## Ⅱ．病理解剖の実際とその手技
1　外表所見の取り方…………………………………………………………………………… 8
2　皮膚切開の入れ方…………………………………………………………………………… 10
3　開腹・開胸の手技…………………………………………………………………………… 12
4　心嚢の開け方と心臓の取り出し方………………………………………………………… 15
5　肺の取り出し方……………………………………………………………………………… 19
6　腹部臓器の取り出し方……………………………………………………………………… 20
7　骨盤臓器の取り出し方……………………………………………………………………… 26
8　大動脈・頸部臓器・大腿組織の取り出し方……………………………………………… 28
9　大腿骨・胸骨・椎体骨の取り出し方……………………………………………………… 31
10　脳・脊髄の取り出し方……………………………………………………………………… 32
11　その他………………………………………………………………………………………… 35

## Ⅲ．所見の取り方の基本と鑑別疾患
1　外表所見・皮膚所見の取り方……………………………………………………………… 36
2　体腔・体腔液・屍体血液量………………………………………………………………… 39
3　心臓…………………………………………………………………………………………… 42
4　肺（喉頭・気管を含む）…………………………………………………………………… 49
5　口腔・咽頭…………………………………………………………………………………… 56
6　食道・胃……………………………………………………………………………………… 58
7　小腸・大腸…………………………………………………………………………………… 61
8　肝胆道系（胆嚢を含む）…………………………………………………………………… 68
9　膵臓…………………………………………………………………………………………… 73
10　脾臓…………………………………………………………………………………………… 78
11　腎臓…………………………………………………………………………………………… 81
12　尿管・膀胱…………………………………………………………………………………… 86

 13　男性・女性生殖器……………………………………………………………… 88
 14　内分泌臓器（副腎・甲状腺・上皮小体・下垂体）…………………………… 93
 15　脳・神経および関連組織の所見の取り方…………………………………… 99
 16　骨および骨髄の所見の取り方……………………………………………… 109

## Ⅳ．特定の疾患に対する特殊検査

 1　異性間臍帯血移植：性染色体FISH法……………………………………… 112
 2　解剖例からの細胞診標本作製……………………………………………… 115
 3　解剖例における電子顕微鏡試料作製法（戻し電顕法）…………………… 118
 4　感染症の検索………………………………………………………………… 120
 5　刺激伝導系の検索…………………………………………………………… 122
 6　血管炎の検索………………………………………………………………… 126
 7　神経変性疾患（ALSを含む）の検索………………………………………… 131
 8　内耳の検索…………………………………………………………………… 138
 9　Creutzfeldt-Jakob病の解剖………………………………………………… 141

## Ⅴ．解剖後の処置法

 1　縫合の仕方…………………………………………………………………… 147
 2　感染防止……………………………………………………………………… 150
 3　エンゼルケア………………………………………………………………… 152

## Ⅵ．病理解剖で採取した検体の保存法

 ………………………………………………………………………………………… 155

## Ⅶ．肉眼所見に基づくまとめ

 ………………………………………………………………………………………… 159

## VIII. 臓器重量の年齢変化
·················································································································· 162

## IX. データの管理法
·················································································································· 164

付録1　死体解剖保存法·································································· 168
付録2　異状死について·································································· 169

索引················································································································· 172

# I はじめに

## 1 病理解剖についてまず知っておきたいこと

### はじめに

病理解剖を実施する際には，病理解剖に協力していただいた患者自身と病理解剖に理解を示し承諾していただいご遺族，病理解剖の承諾に尽力してくれた臨床医の要望に十分対応できるように誠意をもって臨むべきである．

### 1 病理解剖の概要

病理解剖に取り組む医師が，実際に執刀する前に知っておきたいことを記す．

#### 1）病理解剖の意義

病理解剖には**表1**のような種々の意義や目的がある．このうち，死因の究明，臨床診断との対比（あるいは確認）が第一義的に重要である．しかし，病理解剖の意義はそれにとどまらず，治療効果の判定，教育や研究，社会的・医学的情報の提供など実に数多くの意義が挙げられる．Morgagniの名言「死者が生者に教える」にあるように，病理解剖は多くの教訓や医学的知見を与えてくれる．

#### 2）病理解剖の手続き

病理解剖は昭和24年に施行された死体解剖保存法（巻末付録参照）に基づいて実施される．病理解剖に取り組む医師・歯科医師は，この法律を一度は読んでその内容を把握しておくべきである．

実際の解剖に際しては，①遺族の承諾，②死体解剖資格，③解剖室，の3要件を満たす必要がある（**表2**）．

執刀医は解剖を始める前に必ず承諾書を書面で確認する．時に解剖の範囲が限定されている場合もあるので，執刀医は病理解剖を依頼した臨床医の口頭による説明だけでなく，必ず書面で確認する．また，身寄りがない患者の解剖を実施する際には，死体解剖保存法第7条2項に則り，死因究明などのために病理解剖の必要がある場合に限り主治医を含む2名以上の医師の承諾が必要となる（巻末付録参照）．

承諾書に関しては，死体解剖保存法の法律内に示されている書式は昭和24年の制定時に示されたもので，現在ではさらに詳細な項目を記載した承諾書を用いている施設が多い．日本病理学会も「病理解剖の倫理的課題に関する提言」[1]や「病理解剖に関する遺族の承諾書（モデル）」[2]を学会ホームページ上で公開しているので参考にするとよい．

病理解剖を執刀するには，死体解剖資格が必要である．病理解剖の初学者は資格を有する指導医のもとで実施する．もし有資格者がいないときは，管轄の保健所に申請して許可を得て行う．

病理解剖は，解剖室で実施することになっている．解剖室以外で解剖する必要が生じたときには保健所に申請して許可を得る必要がある．

#### 3）病理解剖の手順

病理解剖の全体の流れ（**表3**）を把握することは，病理解剖の第一歩である．病理解剖は解剖室で執刀することのみを意味するのではなく，ご遺族への説

**表1 病理解剖の意義・目的**

- 死因の究明
- 臨床診断との対比（病変の質的・量的確認）
- 治療効果の判定
- 死亡患者遺族に対する有益な情報の提供（感染症，遺伝病）
- 教育（学生，研修医）への利用
- 精度管理のための資料提供（生検・手術材料の診断の妥当性の評価）
- 臓器の供給源（腎，骨，皮膚，角膜など）
- 病態解明のための研究における検体の供給源
- 法医学的病理解剖（医事法的な死因の究明，特に医療関連死）

**表2 病理解剖に必要な手続き・施設**

- 遺族の承諾
- 死体解剖資格
- 解剖室

表3 病理解剖の全体の流れ
- 遺族に説明(臨床医)
- 遺族の承諾
- 電子カルテあるいは電話で病理解剖の依頼(臨床医)
- 病理解剖前の説明(臨床医から病理医へ)
- 病理解剖の実施(臨床医は病理解剖への立ち会い)
- 死亡診断書の記入(臨床医)
- 遺族への説明(臨床医または病理医)
- 臨床病歴(死亡退院)のまとめ(臨床医)
- 肉眼所見カンファレンス(病理医,臨床医)
- ブレインカッティング(病理医,臨床医)
- スライドカンファレンス(病理医,臨床医)→病理解剖報告書の発行
- 臨床病理検討会(CPC)

明と承諾から始まり,実際の解剖,報告書の作成までの全ての過程を指す.解剖室での執刀よりも,むしろその後の切り出し,鏡検,報告書の作成により多くの時間を要する.

この中で,事前の臨床情報と実際の病理解剖が全体の方向性を決めてしまうので,臨床医に当該症例の問題点や病理解剖で特に明らかにしたい点を聞いておくことが重要である.それによって,事前に固定液を準備したり,執刀に際してはルーチンでは採取しない部位の組織を採取したり,特別な検体の処理が必要となったりする.

## 2 病理解剖に関する法的事項

### 1) 死体解剖保存法(巻末付録参照)

病理解剖の実施は法律に基づいて行わなければならない.本来遺体を傷つけることは刑法190条死体損壊罪にあたる犯罪行為であるが,法律で規定された範囲内では遵法行為となる.死体解剖は昭和24年に制定された「死体解剖保存法」に則り実施されている.この法律には,解剖の目的,実施の手続き,解剖の執刀者,解剖実施場所などが規定されている.

#### (1)遺族の承諾

解剖の実施にあたっては,まずご遺族から承諾を書面で得なければならない.死体解剖保存法には半世紀以上前の承諾書が示されている.しかし,時代とともに不都合な点もみられ,独自に承諾書を作成している病院も多い.また最近では日本病理学会も承諾書のモデルを提示している[2].

東京都健康長寿医療センターでは平成27年12月1日から図1に示す承諾書を用いている.病理解剖承諾書または病理解剖辞退書の2種類の書類を用意し,ご遺族の意向を反映する書類に署名をしていただいている.同時に,Autopsy imagingについても協力をお願いし,ご遺族の意向によってAutopsy imaging承諾書またはAutopsy imaging辞退書に署名していただいている.

#### (2)死体解剖資格

解剖を執刀する者は原則として死体解剖資格を取得する必要がある.この資格を取得するには,初期研修後,医師・歯科医師は指導者の下で2年間,20体以上の解剖を経験し,書類を作成して厚生労働省に申請しなければならない(医師・歯科医師以外は5年間,50体以上).この資格の認定作業は現在1年に数回しか行っていないので,申請時期によっては認定書の取得に1年前後時間を要することがある.一方,資格がない者でも事前に所轄の保健所長の許可を得ることにより解剖できる.医科大学や大学医学部の解剖学,病理学または法医学の教授または准教授が解剖する場合は,死体解剖資格をもっていなくても保健所長の許可を取る必要はない.

#### (3)解剖室

病理解剖は通常病院の解剖室で行う.医療法第22条で地域医療支援病院は病理解剖室を有することが義務づけられているが,それ以外の病院・診療所でも特に設けた解剖室があれば解剖を実施できる.緊急時などでは所轄の保健所長の許可を得れば解剖室以外で行うことも可能である.

### 2) ネクロプシー

病理解剖の依頼にもかかわらず,遺族の承諾が得られない場合がある.ご遺族の心中を察するに,その決断は尊重されるべきである.しかし診断のためにどうしても病変の一部を調べたいときに,ネクロプシーnecropsyという手段がある.これは肝の針生検と同様に,病変部を穿刺して組織を採取する方法である.この場合も書面でご遺族の承諾を得ておく必要がある.病理解剖に比べれば抵抗感が少ないが,目的とする組織が採取できたか否かは実際に標

### 病理解剖に関する説明書 兼 承諾書

当センターでは、院内で患者様が亡くなられた場合、死亡原因検索として病理解剖の実施をお願いしています。もちろんお断り頂いても、それによってご遺族の方に不都合が生じるような事もございません。ご承諾いただける場合は、承諾書を頂いております。また、ご承諾頂けない場合も確認書を頂いております。

年　月　日

医師署名 ＿＿＿＿＿＿＿＿ 印　所属 ＿＿＿＿＿＿＿＿

同席者署名 ＿＿＿＿＿＿＿＿ 印　所属 ＿＿＿＿＿＿＿＿

1．亡くなられた方のお名前
2．亡くなられた方のご住所
3．亡くなられた年月日　　年　　月　　日
4．亡くなられた場所

病理解剖に関する承諾書

病理解剖は亡くなられた方の死因を確認し、病気の成り立ちを解明するために行います。このため、病理解剖では主要臓器から上記の目的に必要な肉眼的所見と顕微鏡検査標本を作製して診断します。

説明を受けられた項目にレ点を付けて下さい。

□肉眼標本は一定期間保存され、礼意を失することなく、荼毘に付されます。
□病理解剖診断の結果は匿名化に留意して、日本病理剖検輯報に掲載されます。
□死亡前に検査のために採取され保存された血清は、病理解剖標本と同様に扱われます。
□保存された標本、血清を医学教育や学術研究に使用させて頂きます。学会や紙上発表の際には、匿名化して個人情報は公開されません。
□脳解剖をご承諾された場合、高齢者ブレインバンクに登録させて頂きます。
□病理解剖標本をゲノム・遺伝子解析研究に使用する場合、及び、老化・認知症克服のために高齢者ブレインバンク標本を医学研究に使用する場合には、別途倫理委員会の審査を受けます。

東京都健康長寿医療センター長　殿

上記の亡くなられた方が死体解剖保存法（昭和 24 年法律第 204 号）の規定に基いて病理解剖されることに異存ありません。

特記事項：（ご遺族の病理解剖に関するご希望を記載）

脳解剖の承諾　有　、　無　（何れかを○で囲んでください。）

病理解剖に関して、上記の説明を受け、承諾しました。

平成　　年　　月　　日

氏名 ＿＿＿＿＿＿＿＿

亡くなられた方との関係 ＿＿＿＿＿＿＿＿

住所 ＿＿＿＿＿＿＿＿

### 病理解剖を希望しない旨の確認書

当センターでは、院内で患者様が亡くなられた場合、死亡原因検索として病理解剖の実施をお願いしています。もちろんお断り頂いても、それによってご遺族の方に不都合が生じるような事もございません。ご承諾いただける場合は、承諾書を頂いております。また、ご承諾頂けない場合も確認書を頂いております。

年　月　日

医師署名 ＿＿＿＿＿＿＿＿ 印　所属 ＿＿＿＿＿＿＿＿

同席者署名 ＿＿＿＿＿＿＿＿ 印　所属 ＿＿＿＿＿＿＿＿

1．亡くなられた方のお名前
2．亡くなられた方のご住所
3．亡くなられた年月日　　年　　月　　日
4．亡くなられた場所

病理解剖に関する説明書

病理解剖は亡くなられた方の死因を確認し、病気の成り立ちを解明するために行います。このため、病理解剖では主要臓器から上記の目的に必要な肉眼的所見と顕微鏡検査標本を作製して診断します。

説明を受けられた項目にレ点を付けて下さい。

□肉眼標本は一定期間保存され、礼意を失することなく、荼毘に付されます。
□病理解剖診断の結果は匿名化に留意して、日本病理剖検輯報に掲載されます。
□死亡前に検査のために採取され保存された血清は、病理解剖標本と同様に扱われます。
□保存された標本、血清を医学教育や学術研究に使用させて頂きます。学会や紙上発表の際には、匿名化して個人情報は公開されません。
□脳解剖をご承諾された場合、高齢者ブレインバンクに登録させて頂きます。
□病理解剖標本をゲノム・遺伝子解析研究に使用する場合、及び、老化・認知症克服のために高齢者ブレインバンク標本を医学研究に使用する場合には、別途倫理委員会の審査を受けます。

病理解剖に関する説明書をもとに、病理解剖の必要性につきまして、十分説明を受けましたが家族全員の意見で病理解剖を希望いたしません。

平成　　年　　月　　日

氏名　（　　　　　　）

亡くなられた方との関係　（　　　　　　）

住所 ＿＿＿＿＿＿＿＿

氏名　（　　　　　　）

亡くなられた方との関係　（　　　　　　）

住所 ＿＿＿＿＿＿＿＿

**図1　病理解剖に関する説明書 兼 承諾書(左)と病理解剖を希望しない旨の確認書(右)**

本を作製してみなくてはわからない場合もあり，あまりお勧めできない．かつてネクロプシーが病棟で行われた時代もあったが，現在では解剖室あるいはそれに準じた場所で行うことが望ましいとされる．

注)遺族の承諾なしにネクロプシーを行うことは違法であるとの福岡高等裁判所宮崎支部の判決がある(2000年)[3]．

### 3)異状死の取り扱い

医師法21条に「医師は，死体又は妊娠4カ月以上の死産児を検案して異状があると認めたときは，24時間以内に所轄警察署に届け出なければならない」と規定されている．異状死を規定する明確な定義はないが，日本法医学会が提唱する異状死ガイドラインによれば，外因による死亡，外因による傷害の続発症，診療行為に関連した予期しない死亡，死因が明らかでない死亡などが示されている[4]．

病理医は病理解剖前に異状死と認識していなくても，病理解剖中に異状死と気づいた場合はその時点から24時間以内に届け出なければならない．当初この医師法21条の規定は医師の目を通して一般社会での犯罪を拾い上げるという性格をもっていた．しかしながら，診療行為中の原因不明の死亡例を異状死として届け出なかった医師を訴追する目的にも運用されていた時期もあった．同じ条文でもその性格は時代とともに変化するので注意が必要である．

## 3　病理解剖の承諾

病理解剖を実施するにはご遺族の承諾を書面で得る必要がある．病理解剖の承諾が得られるか否かは日頃の診療状況，患者家族と良好な関係が影響するといわれている．家族の立場としては家族の一員が息をひきとり，悲しみにくれる暇もない時間帯に解剖の説明をされるのであるから，依頼する側は誠意と熱意をもって説明するよう努める必要がある．東京都健康長寿医療センターでは，ご遺族が家に帰っ

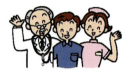

図2 「病理解剖をご存知ですか」の表紙

てからも読み直せる病理解剖に関するパンフレットを作成している[5]（図2）.

担当医は解剖の承諾を得る際に，なぜ病理解剖が必要なのかを明確に伝えることが大切である．また，教育，研究に使用させていただくことの説明と同意を得るようにする．このときに，解剖の終了を待っているご遺族の気持ちになって，病理解剖に要する時間を伝える．病理解剖に必要な所要時間は病院によって若干異なるが，概ね2〜3時間である．通常より時間を要することが事前に予測される場合は，その旨を予め伝えておくべきである．

## 4 遺体の保存法など一般的な注意点

### 1）遺体の保存法

死後まもなく病理解剖するときは，遺体は病棟から直ちに解剖室に搬送されるので特に処置の必要はない．しかし，解剖開始まで時間を要するときは遺体を霊安室に設置されている大型冷蔵庫で冷蔵し，腐敗を防止する．この方法だと数日を経てもほとんど問題なく病理解剖できる（ただし，組織学的に自己融解を示す臓器はある）．遠方の親族が病院に到着するまで室温で放置することは望ましくなく，特に夏季や暖房の効いた部屋で長時間放置することは腐敗を促進させるので，例え僅かな時間でも冷蔵することが望ましい[6]．

腐敗の進行に影響を及ぼす要因は，死亡状況，遺体自身の要因，安置する環境（温度，冷却効果）といわれているので，遺体冷蔵庫がない病院や冷蔵庫が空いていないときは直射日光を避け，室温の低い部屋でドライアイスなどを用い冷却する．ドライアイスによる冷却は局所的なので遺体シートなどを用いた方が効果的である[7]．

### 2）血液・体液の流出防止処置

遺体から血液や体液が流出する可能性があるときは，病理解剖前に既にその流出防止処置（防水性ドレッシング材貼付や紙おむつなど）がなされていることがある．病理解剖時にはこれらを取り除くが，病理解剖後も血液・体液の流出の可能性が想定されるときは再び流出防止処置をとる．

## 5 病理解剖への立ち会い

臨床医は担当患者の解剖に立ち会うのが一般的である．病理医と一緒に解剖室に入るので，感染防止のために病理医に準じて予防衣，マスクを着用することが望ましい．病理解剖中は病理医が口述する所見の筆記を求められることがある．このとき丁寧に記載する時間がない場合もあるが，わからないことは遠慮せずに聞き直したほうがよい．特に臓器重量や病変の部位，大きさなどに疑問をもったときは何かの言い間違い，聞き間違いであることが多いので再確認したほうがよい．丁寧に書く必要はないが，読める字で書いてほしい．

## 6 死因の特定と死亡診断書（死体検案書）

### 1）死亡診断書の記入－「適切な診療は正しい死亡診断書を発行して終了する」

死亡診断書には死因を記入する欄がある．その中に，病理解剖の有無と主要所見を記載する欄がある

ので，記入方法を知っておくとよい．死因の記載は時に難しく，判断に迷うこともある．生前，適切な医療行為を施しても，最後の死亡診断書の記載が適切でなかったとしたら，それは適切な医療であったとは言い難い．「正しい死亡診断書を発行して初めて適切な医療行為は終了する」ということを肝に銘じてほしい．

## 2) 遺族への説明

解剖が終了した後，病理医は病歴ならびに病理解剖の肉眼所見から考えられることを臨床医と討論し，肉眼所見に基づく解剖の総括をする．そして臨床医はこの結果を遺族に説明する．これはあくまでも臨床経過と肉眼所見に基づいた結論であることを予め断っておく必要がある．組織学的な検索により診断が変更される可能性があることを説明するようにする．そうでないと要らぬトラブルの元となりかねない．

## 7 臨床病歴のまとめ

臨床医にとって病理解剖は解剖室で終わるわけではない．解剖室で病理解剖に立ち会うのは，病理解剖の一こまにすぎないと言ったほうがよいかもしれない．また，病理医にとっても病理解剖は解剖室で終わるわけではなく，肉眼所見のまとめ，切り出し，鏡検，報告書作成，検討会など，後にずっと続く仕事が残されている．

臨床医は生前の診療録を基に臨床病歴を作成する．この書類には，家族歴，職歴，既往歴，嗜好品を含めた生活歴，感染症などとともに病歴を記載する．両親や兄弟が罹患した疾患，喫煙歴，特異な職歴などを記載しておくことが，後々の臨床研究に役立つ．

臨床経過，検査データ，治療とその効果，死に至るプロセスなどをまとめる作業は慣れるまで時間がかかるが，適切な診療をする臨床医ほど適切に記載する傾向にあるのは確かである．

## 8 臨床病理検討会（CPC）

病院により異なるが，病理解剖実施後1～数ヵ月で病理解剖報告書が発行される．東京都健康長寿医療センターでは，臓器の肉眼所見に基づく検討会と組織所見を含めた検討会をそれぞれ全例について行っている．この検討会には担当医も参加し，1例1例詳細に討論する．このことが病理解剖報告書の精度管理にも役立っている．報告書を発行した後，院内の教育的観点から臨床病理検討会clinicopathological conference (CPC)でさらに詳細に検討することもある．この場合，より詳細な臨床経過や病理所見が提示され，それぞれの専門分野の医師が討論に加わる．このようにCPCは全身を診るという視点からの教育的役割も果たしている．現在の臨床研修制度では，研修医はこのCPCに関するレポートを作成することが必須となっている[8,9]．

（新井冨生）

◆ 文　献 ◆

1) 社団法人日本病理学会倫理委員会・理事会：病理解剖の倫理的課題に関する提言．平成13年11月26日．http://pathology.or.jp/jigyou/shishin/proposal-20011126.html
2) 社団法人日本病理学会倫理委員会（編）：病理解剖に関する遺族の承諾書（モデル）．http://pathology.or.jp/news/pdf/sample-20121226.pdf
3) ネクロプシーに関する判例．日経メディカル 2001年5月号, 95-97
4) 日本法医学会：「異状死」ガイドライン．日法医誌 1994, 48 : 357-358
5) 沢辺元司 ほか：「病理解剖をご存じですか」：一般向け病理解剖啓蒙用小冊子作成の試み．病理と臨床 2003, 21 : 105-107
6) 舟山眞人 ほか：病理医にも役立つ法医解剖入門，文光堂，2003
7) ICHG研究会（編）：遺体に携わる人たちのための感染予防対策および遺体の管理，医事出版社，2002
8) 厚生労働省（編）：臨床研修の到達目標．https://www.mhlw.go.jp/topics/bukyoku/isei/rinsyo/keii/030818/030818b.html．
9) 田村浩一（編）：CPCレポート作成マニュアル，南江堂，2004

# I はじめに

# 2 病理解剖前に確認しておくこと

## はじめに

　病理解剖の依頼があった場合，事前に準備あるいは確認しておくことがある．連絡を受け解剖室に向かう前に確認することと，解剖室前室・更衣室・解剖室において執刀前に行うことについて述べる．

### 1 解剖室に向かう前に確認しておくこと

　病理解剖の依頼を受けたときに，まず基本的な患者情報を得るよう努める（表1）．改めて説明する必要もない事項であるが，解剖室に向かう前にスタッフに周知し，従事者を決め，臨床診断に応じて準備すべきもの（固定液，細菌培養液など）を準備する．解剖開始時刻までに，他の業務の段取りもつけておく．

### 2 解剖室前室において執刀前に確認すべきこと

　解剖室前室では，臨床医からの剖検申込書と解剖承諾書をそれぞれ書面で確認する．それぞれ確認すべき項目がある（表2）．

### 3 更衣室での着替え

　病理解剖は，感染防御，衛生保持の目的のため，解剖衣に着替えて実施する（詳細はV-2 感染防止の項を参照）．上下の解剖衣を着用し，さらにその上にディスポーザブルの予防衣を着る．頭にはディスポーザブルの帽子を着用し，鼻と口を完全に覆うようにN95マスクをつける．臨床的に診断されていない結核の症例も稀に遭遇するので，N95マスクの着用は必須である．手にはゴム手袋，綿手袋をはめ，腕抜きをはめて手首から肘までの汚染を防止する．足は軍足を履き，長靴を履く．Creutzfeldt-Jakob病（CJD）などの特殊な感染症に対する解剖衣に関しては後述する（IV-9項を参照）．

### 4 執刀前の「タイムアウト」

　病理解剖の開始前に，解剖に従事するスタッフをご遺体の周囲に集め，氏名，年齢，臨床診断，病理解剖で明らかにしたい点，感染症の有無，開頭の有無を確認し，共通認識をもつように努める．
　「タイムアウト」は本来，手術の際に使われる用語

表1　病理解剖で最初に取得すべき情報

| 項　目 | 摘　要 |
|---|---|
| ①担当臨床医（臨床科名，連絡先） | ・解剖前に種々の連絡をとる機会も多いので，連絡先を含め必ず確認する．<br>・担当臨床医が診療の都合で解剖に立ち会えない場合は代わりの医師が病理解剖に立ち会うか否かを確認する． |
| ②患者氏名，年齢，性，ID | ・病理検査の既往を調べる際にもIDは必要となる．<br>・また，電子カルテで情報を得るためにも必要である． |
| ③臨床診断 | ・臨床診断によって，注目すべき臓器が明らかになる．<br>・稀少例では，予め医学情報を調べる必要がある． |
| ④病理解剖の範囲 | ・特に開頭が許可されたか否かを明確にしておく． |
| ⑤死亡時刻 | ・死後時間を計算する際に必要． |
| ⑥解剖開始の希望時刻 | ・ご遺族の意向，臨床医・病理医・病理スタッフ・解剖室の状況など多くの要因によって開始時刻は決定される．<br>・ご遺族が予定終了時刻を希望される場合もある． |

表2 解剖室前室で確認すべきこと

| 項目 | 摘要 |
|---|---|
| ①剖検申込書 | ・基本的な患者情報(氏名,年齢,性,生年月日など).最近は電子カルテと連動して記入されている.<br>・最終入院年月日(日本内科学会の病理解剖報告に必要)<br>・死亡日時(病理解剖開始の死後時間の計算に必要)<br>・臨床診断<br>・病歴(現病歴,既往歴,家族歴,嗜好品など)<br>・感染症の有無(結核,肝炎ウイルス,梅毒,HIVなど)<br>　スタンダードプレコーションに沿って解剖すべきであるが,ウイルス肝炎(HBs抗原,HCV),HIV,梅毒(TPHA)など日常診療においてルーチンで検査する感染症は解剖前に確認する.<br>・解剖が許可された部位<br>　解剖承諾書には記載されないこともあるが,皮膚切開の部位を限定される症例もあるので,臨床医に確認する.<br>・病理解剖で特に明らかにしたい点<br>　病理解剖の前に必ず聞く.その要望によっては,異なる固定法(未固定を含む),血清・胃液・尿・髄液などの採取,細菌培養用の検体採取,遺伝子検索のための検体の採取などが必要となる. |
| ②解剖承諾書 | ・解剖承諾書は解剖前に必ず確認する必要がある.<br>・承諾書の記載内容で病理解剖前に確認すべき点は以下のとおりである.<br>　患者氏名<br>　死亡年月日<br>　説明と同意の内容<br>　解剖の範囲(特に開頭の有無)<br>　ご遺族の署名<br>　説明した医師(および同席者)の署名 |

表3 タイムアウトで確認すべき事項

・患者氏名
・年齢・性
・臨床診断
・感染症情報
・開頭の有無
・病理解剖で明らかにしたい点
・その他の注意点(腫瘍の凍結組織の採取,胸水の細胞診用検体を採取するなど)

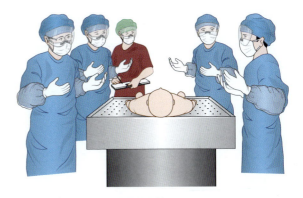

図1 解剖前のタイムアウトの様子

で,執刀する直前に医師や看護師などその場にいるスタッフが一斉に手を止めて,患者,手術法と手術部位の最終確認を行うことを指す.これを病理解剖にも応用し,執刀する直前に臨床医を含め病理解剖に携わるスタッフ全員を集め(図1),表3の項目について最終確認するようにしている.

タイムアウトを実施することで,情報を共有することができるとともに,その解剖に従事するスタッフのコミュニケーションの向上にもつながる.また,執刀直前の気持ちの切り替えにもなる.

執刀直前に,ご遺体に対し敬意を示すために全員で礼をして執刀に臨む.

(新井冨生)

## II 病理解剖の実際とその手技

# 1 外表所見の取り方

　病理解剖は外表所見を取ることから始まる．栄養状態，体形，皮膚所見などの全身状態をまず把握することが重要である．犯罪死や異状死を取り扱う司法解剖・行政解剖とは異なり，病理解剖では死斑や死後硬直の所見を厳密に取る必要性に乏しい．しかし，外表所見は解剖時しか所見を取ることができないので，必要に応じて写真を撮影しておくなど慎重に対応する．

　取るべき外表所見とその所見の記載法を**表1**に記す．

（新井冨生）

**表1　外表所見の取り方一覧**

| 所見 | 記載法および臨床的意義 |
|---|---|
| 体格<br>　身長（cm）<br>　体重（kg） | ・日本人成人の平均身長を「Ⅷ．臓器重量の年齢変化」の項に示す．生まれた年代により若干異なるが，栄養状態や体格をみるのに役立つ． |
| 四肢の位置・形状 | ・拘縮：脳血管障害<br>・手指の尺側偏位：関節リウマチ<br>・クモ状指：Marfan症候群 |
| 死後硬直 | ・死体の筋肉が硬化する現象であり，それにより関節の可動域が制限される．したがって，死後硬直は関節を動かして調べる．<br>・死後2〜3時間で顎関節から始まる．<br>・下顎を動かして開口しなければ，顎関節に死後硬直があると判定する．<br>・順次，肩関節，肘関節，指関節，膝関節に広がる．<br>・死後硬直は温度の影響を受け，低温のときは長く続く． |
| BMI | ・栄養状態の指標の一つであるbody mass index（BMI）を身長，体重から算出する．<br>　$BMI(kg/m^2) = 体重(kg) \div 身長(m) \div 身長(m)$<br>・肥満の判定基準（日本肥満学会およびWHOの分類）<br><br>\| BMI（kg/m²） \| 日本肥満学会 \| WHO \|<br>\|---\|---\|---\|<br>\| 18.5未満 \| 低体重 \| Underweight \|<br>\| 18.50〜24.99 \| 普通体重 \| Normal range \|<br>\| 25.00〜29.99 \| 肥満（1度） \| Overweight \|<br>\| 30.00〜34.99 \| 肥満（2度） \| Obese class Ⅰ \|<br>\| 35.00〜39.99 \| 肥満（3度） \| Obese class Ⅱ \|<br>\| 40以上 \| 肥満（4度） \| Obese class Ⅲ \|<br><br>・病理解剖においては，肥満・るい痩のみられない状態を「栄養状態良好」，低体重の人を「栄養状態不良」「るい痩」と簡潔に表現することもある． |
| 死斑 | ・死斑は皮膚を通して毛細血管内の赤血球が淡紫赤色にみえることである．<br>・重力により血液が下方に移動するので仰臥位では腰背部にみられる．<br>・出血と異なり，死斑は指で押して消える．<br>・死後時間が長いと溶血浸淫が起こり，血色素により組織が赤褐色になる．この場合，死斑であっても指圧で消えなくなる． |

| 皮膚所見 | ・色調：貧血性，黄疸色<br>・皮膚の病変：外傷，熱傷，潰瘍，刺青などに注意する．<br>・浮腫：上下肢・体幹の皮膚を指で押し，圧痕を認めたら浮腫と判定する．<br>・壊疽：足趾に生じやすい．<br>・出血：点状出血，斑状出血，地図状の出血など部位とともに記載する．<br>・褥瘡：仙骨部，腸骨稜，大転子部，踝部，踵部に生じやすい．大きさ，深さ(真皮，皮下脂肪，筋肉，骨まで)を記載する．<br>・手術創：胸部・腹部・鼠径部などの部位とともに，長さ・性状を記載する．<br>比較的よくみられる手術創は，虫垂切除術(右下腹部)，胆嚢摘除術(右季肋下)，消化管切除術(腹部正中)，肺部分切除(側胸部)，心臓手術(胸部正中)である．鼠経ヘルニアの手術創は既往歴の情報がないと認識が困難なことが多い． |
|---|---|
| 頭皮 | ・頭の形，毛髪のはえ具合，外傷の有無，頭蓋骨の骨折の有無を観察する． |
| 顔面 | ・皮膚病変の有無<br>・膠原病においては鞍鼻の有無，軟骨の変形 |
| 眼球の所見 | ・瞳孔：大きさ・形(正円か否か)・左右差<br>・眼球結膜：皮膚の色調では気づかない黄疸でも眼球結膜で気づく場合がある．<br>・眼瞼結膜：充血，貧血の状態，溢血の有無をみる．貧血の有無は病理解剖時にはあまり参考にならない．<br>・レンズの白濁：白内障の場合，レンズの白濁が観察される．また，白内障の手術の既往の有無も判定する． |
| 鼻腔・外耳孔 | ・鼻腔・外耳孔からの分泌物の有無をみる．<br>血液：頭蓋底骨折が疑われる．<br>膿汁(外耳孔)：中耳炎が疑われる． |
| 口腔 | 口腔・口唇粘膜の所見，歯肉の所見，義歯の有無をみる． |
| 胸部 | ・胸郭の変形：かつて結核のため胸郭形成術による胸郭の変形を有する症例があったが，最近はあまりみなくなった．<br>・女性化乳房：男性の場合，女性化乳房の有無を評価する．女性化乳房がみられた場合は，肝硬変，前立腺癌に対するホルモン療法，Klinefelter症候群などを鑑別する． |
| 腹部の形状 | ・膨満：肥満，腹水貯留時にみられる．<br>・平坦：ほぼ正常状態<br>・陥凹：痩せが目立つ場合にみられる． |
| 外陰部 | ・陰嚢水腫<br>・陰嚢のびらん・出血・フルニエ壊疽 Fournier's gangrene<br>・子宮脱<br>・脱肛<br>・外陰部皮膚：炎症・腫瘍 |
| リンパ節腫大 | ・頸部，腋窩，鼠径部のリンパ節を触診で評価する． |

# Ⅱ 病理解剖の実際とその手技

## 2 皮膚切開の入れ方

### 1 執刀医の立ち位置

外表所見を取り終わったら，執刀病理医は遺体の右側，介助者は左側に立つ(**図1**)．左利きの執刀医の場合は，遺体の左側に立つこともある．

### 2 皮膚切開の方法

皮膚切開には幾つかの方法がある．また，局所解剖などで切開に制限が設けられることもある．ここでは，一般的な方法(**図2a**)を示し，他の方法については簡単に記述する．

①鎖骨の下方約1cmの部位を，鎖骨の走行に沿って両肩の間を水平に切る．具体的には左肩前面にメスを入れ，鎖骨の約1cm下方を右方向に切開を進め，右肩前面にまで達する．

②上記の中央から胸郭正中，剣状突起を通り，肝円索を傷つけないように臍を左に避けて，恥丘上部まで切る．手術創の瘢痕がある場合はその部位を避ける．しかし，新鮮な手術創の場合は創に沿って切ることもある．

③恥丘上部から左鼠径部を通り，左大腿前面やや内側部を膝の上まで切る．これにより，腸骨動脈，大腿動脈，大腿筋，大腿骨骨髄を観察することができる．閉塞性動脈硬化症が両側の大腿動脈にみられた場合には両側の血管を採取する目的で両側の皮膚切開をすることもある．

上記方法のほかに，頤部から頸部正中を切開し，そのまま正中を恥丘直上に達するまで切開する方法がある(**図2b**)．この方法では，頸部臓器(気管，咽

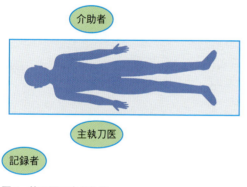

**図1** 執刀医の立ち位置

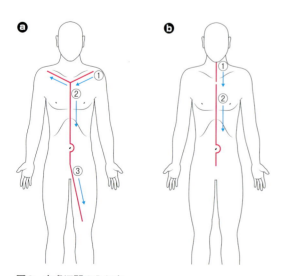
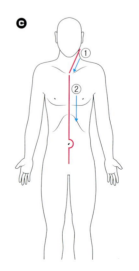
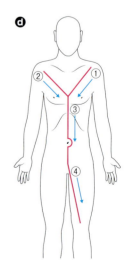

**図2** 皮膚切開の入れ方

図3 皮膚を含む軟部組織を胸郭から剥離する際のメスのあて方

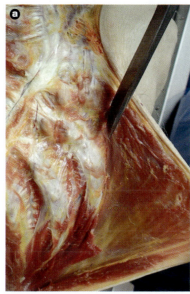
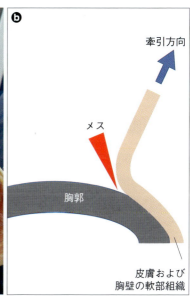

頭，喉頭，舌，甲状腺など）を採取しやすいが，頸部に傷ができるので最近はあまり用いられない．

　左下顎骨の耳朶やや後方から胸鎖乳突筋に沿って浅く皮膚を切開し，胸鎖関節から胸部，腹部正中を恥丘直上まで切開する方法もある（図2c）．この方法では，耳下腺や総頸動脈などの臓器・組織を採取することが容易である．しかし，この方法も頸部に傷ができるので，限定的に用いられているのみである．欧米では，両肩から胸骨中央を通るようにY字形に切開するのが一般的である（図2d）．

　開頭時の頭皮の切開に関しては，「Ⅱ-10．脳・脊髄の取り出し方」の項で述べる．

## 3 皮膚切開時の注意点

以下の点に注意が必要である．
・メスは皮膚に直角にあたるように使い，皮下脂肪まで達するように切る．ただし，腹部で皮下脂肪が薄くなっている場合は力を入れすぎるといきなり開腹してしまうので注意する．
・必ず一気に切開を加える．細かく刻むと切開線が二重三重になることがある．

## 4 胸郭・腹部皮膚の剥離法

　皮膚切開の後，胸郭の皮膚・大胸筋を含む軟部組織を肋骨から剥離する．その方法は以下のとおりである．
①まず，胸部正中の皮膚切開上端近くの組織を皮下脂肪織からさらに深く切開し，胸骨あるいは肋骨を露出させる．
②次に皮膚の一部を手前に引っ張り，メスの刃を胸郭に直角にあてるように入れる（図3）．このとき，筋肉は皮膚側につけて剥がす．執刀医が右半分を，介助者が左半分を担当する．

〈新井冨生〉

## II 病理解剖の実際とその手技

# 3 開腹・開胸の手技

## 1 開腹の手技

### 1）腹腔の開け方

　腹部の皮膚切開の後，剣状突起下数cmの上腹部正中で腹部筋肉の筋膜・筋肉，臓側腹膜を長さ1cm程度切開する．腹水が貯留していたら，その穴から少し採取し，あふれ出ないようにする．腹水の流出の可能性がなくなったら，長さ数cmに切開を広げ，左手の示指と中指を入れ，指先を下方に向けてV字型に広げつつ腹壁を少し持ち上げる．特に問題がなければ，下方に向かって正中を切開する．このときに腹部臓器を傷つけないように注意する．上腹部では肋骨弓に沿って腹部筋肉を切離し皮膚側に付ける．腹壁に手術創，胃瘻があるときは，その縫合部をそのままにして切開する．手術創・胃瘻造設部位近傍では腹部臓器が壁側腹膜に癒着していることが多いので，腸管などを傷つけないように細心の注意が必要である．

### 2）臓側，壁側腹膜の性状の観察

　開腹後はまず臓側・壁側の性状を確認するとともに，腹水が貯留していたらその量と性状を確認する．腹水は少量のとき，仰臥位では脾臓周囲，肝下面周囲，Douglas窩（男性では直腸膀胱窩）の低い部位に貯留しているので，これらの部位を確認する．

腹部臓器の性状を観察する（表1）．大網は，正常では胃大彎～腹腔内臓の前面を覆っている．短いときは横行結腸の前面を覆うのみであるが，長いと骨盤腔に達することがある．胃癌の腹膜播種では大網にも癌が及ぶ．大網を腹部前面から持ち上げ，腹腔内臓器が見える状態にして全体を観察する．

　もし腸管の漿膜面が暗赤色で，フィブリン析出などで粗糙になり，白苔が認められるときは，その部位に穿孔がないか注意して観察する．穿孔が起こりやすい部位は十二指腸第一部前壁，胃角部・幽門部の小彎から前壁，小腸の腸間膜付着対側，S状結腸，直腸上部である．

### 3）肝臓・脾臓下縁の位置

　肝臓が腫大し右季肋下に見えるようになった場合は，正中線上では剣状突起下何cmか，右乳腺上季肋下何cmか記録する．正常では剣状突起下，季肋下には露出しない．

　また脾腫が高度になると，左季肋下に張り出してくる．季肋下に何cm張り出しているか記録する．

### 4）横隔膜の高さの評価

　横隔膜の高さ（表2）は，右側では横隔膜下面と肝臓の間に手を挿入し，肋骨または肋間の何番目に相当しているか評価する．左側では横隔膜下面と胃・脾臓の間に挿入して評価する．

表1　腹腔内臓器の評価すべき項目

| 評価項目 | 注意すべき点 |
|---|---|
| 腹水の性状 | 出血部位，穿孔部位を特定しなければならない場合は慎重に検索を進める |
| 虫垂の位置 | 癒着の有無，切除術施行の有無，位置 |
| 穿孔 | 胃小彎，十二指腸球部前壁，小腸腸間膜付着対側が特に穿孔しやすい |
| 鼓腸 | 小腸，大腸の鼓腸の有無 |
| 虚血性変化 | 腸管壁・漿膜面の色調変化・性状 |
| 手術後の線維性癒着 | 切除された部位，吻合部位，再建法 |
| 漿膜面の性状 | 癌の腹膜播種，化膿性腹膜炎 |
| Douglas窩（男性では直腸膀胱窩） | 表面の性状，転移の有無 |
| 小骨盤臓器 | 卵巣・子宮の大きさおよび位置 |

表2　横隔膜の高さの評価基準

| 横隔膜の高さ | 推定病態 |
| --- | --- |
| 左第5肋骨の高さ | 正常 |
| 右第4肋骨の高さ | |
| 左第5肋骨，右第4肋骨より下位 | 胸腔内の容積が増加する病態（肺気腫，胸水） |
| 左第5肋骨，右第4肋骨より上位 | 腹腔内の容積の増加（腹水貯留，鼓腸）<br>胸腔内の容積の極度の減少（肺葉切除，無気肺） |

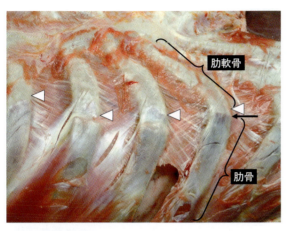

図1　肋骨の切断部位
開胸する際に肋骨を切る部位は，肋骨肋軟骨連合（矢印）の少し内側を直角に切る（矢頭）．

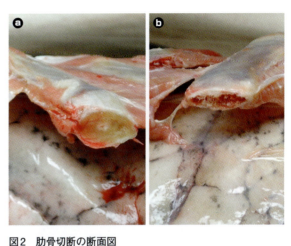

図2　肋骨切断の断面図
a：肋軟骨を切ると，断面はささくれずに平坦な割面となる．
b：一方，肋骨部で切ると，ややささくれた骨断面となる．

　第1肋骨は鎖骨の下に位置するので，胸壁において触れることができるのは第2肋骨以下である．第2肋骨は胸骨角に相当するので，これも一つの目安になる．

## 2　開胸の方法

### 1）肋間筋の部分切開

　胸腔を開ける前に，第2～6肋骨あたりの肋骨肋軟骨連合付近の肋間筋をメスで切開する．このとき大量の胸水が貯留していると，この切開部から漏れ出ることがあるので注意する．

### 2）第2～12肋骨の切断

　肋骨鋏を用いて第2～6，7肋骨の肋骨肋軟骨連合のやや内側の軟骨部分を切断する（図1）．肋骨鋏の刃は肋軟骨に直角にあてて切る．適切に切断できると軟骨部位が切断面に露出する（図2a）．肋骨弓の部位では乳頭を通る垂直の線あたりで切断する．肋骨部位を切断するとささくれ立ち（図2b），手袋の損傷などの原因となりうる．

### 3）胸鎖関節の切断

　両側の胸鎖関節のくぼみ（胸骨と鎖骨の間）にメスを入れ，関節包を切断する（図3a）．胸鎖関節が不明瞭な場合は，肩を上下に動かすと，関節部位が認識しやすくなる．

### 4）第1肋骨の切断

　胸鎖関節の下にある第1肋骨を挟むように肋骨鋏を入れ，胸骨の近くで第1肋骨を切断する．このとき，鋏は胸鎖関節に向かうようにあてる（図3b）．

### 5）前胸壁の剥離（図4）

　左右の肋骨弓，剣状突起の部位で，前胸壁と横隔膜の付着部をメスで切り離し，肋軟骨部で切断された胸壁を，下部を左手で持ち，裏返すように頭側へ持ち上げ，胸骨柄の後面に付着している前縦隔の結

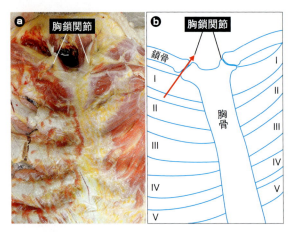

図3 胸鎖関節と第1肋骨の関係
**a**：鎖骨，胸骨，肋骨と胸鎖関節の肉眼像．胸鎖関節が不明瞭な場合，上腕を持って軽く上下させると鎖骨も連動して動くので認識しやすい．**b**：第1肋骨の切離法．骨鋏で第1肋骨を挟み，あらかじめメスを入れた胸鎖関節を分離するような方向(矢印)で切るとよい．

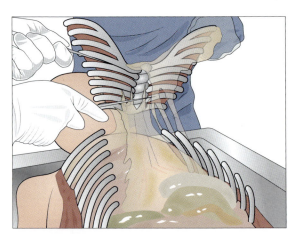

図4 前胸壁の剥離

合組織を切断すると前胸壁は切り離される．

　心臓手術の既往のある症例では胸骨と心嚢が線維性癒着しており，特に冠状動脈バイパス術を施行した症例では，内胸動脈やバイパス血管も心嚢に線維性に癒着している場合があるので，心膜や血管を無造作に傷つけないように注意して前胸壁を剥離する．

〈新井冨生〉

---

### コラム：Virchow法とRokitansky法

　病理解剖は大別してRokitansky法とVirchow法の2つの手法がある．

　Rokitansky法は臓器を切り離さず体から一塊として取り出した後，体外で個別の臓器に分けて検索する方法である．この方法は臓器を早く取り出せるという長所があるが，時として体内における位置関係が後で確認しづらいという短所もある．臓器同士の癒着が高度で一塊として取り出す必要があるときにこの方法が有効である．

　一方，Virchow法は臓器を個別に取り出して検索する方法である．この方法で病理解剖を進めながらも，解剖的・機能的に関連のある臓器を一緒に取り出し検索する方法もあり，Ghonの方法と称される．例えば，心タンポナーデの病態がみられた場合，心臓と大動脈をまとめて取り出し，内膜の亀裂部位を確認した後，心臓と大動脈を切り離したほうがよい．現在，Virchow法を標準的な方法として採用し，病態に応じて部分的にGhonの方法を取り入れている施設が多いと思われる．

# II 病理解剖の実際とその手技

# 4 心嚢の開け方と心臓の取り出し方

## 1 心嚢の開け方

　心嚢の前面のほぼ中央を有鈎ピンセットで持ち上げ，ハサミで軽く切開する．多量の心嚢液が貯留した場合や心タンポナーデの場合は，液が漏れないように注意する．問題がなければ，逆Yの字にハサミで，心嚢を切開する（図1）．2～3ヵ所をペアンで肋骨に固定すると心嚢液が漏れない．貯留している心嚢液を採取し，性状を観察するとともに量を計量カップで測定する．

## 2 心臓の取り出し方

　心臓は血管1本1本を意識しながらメスあるいは鋏で切離することが重要である．切断する血管の順番は下記の通りである．
①まず左手で心尖部を持ち，裏返すように持ち上げる．
②右心房に還流する下大静脈を心膜との境界部で切断する（図2a）．
③左心房に還流する肺静脈4本（左下，左上，右下，右上）を切断する（図2b）．このとき，左心房壁を傷つけないようにする．
④さらに心臓を持ち上げ肺動脈を左右肺動脈に分岐した後で切断する（図2c）．
⑤最後に上行大動脈・上大静脈を前面あるいは後面から切断する．上行大動脈に解離がみられる場合は切断せずに，心臓と大動脈を取り出すとよい．上行大動脈に解離の出発点であるintimal tearが存在することが多いので，その部位を確認してから切断すると後で観察しやすい．
⑥それぞれの血管が後で同定できるように意識して切離し，取り出すことがコツである（図2d）．
　肺癌や前縦隔腫瘍，冠状動脈バイパス術後などで，心膜が線維性に癒着しているときは，心臓とそれらを切離せずに取り出すとよい場合がある．また，先天性心疾患の場合は心臓・大血管・気管・気管支・肺などを一塊のまま取り出す．

## 3 胸部屍体血液量の測定

　上記血管を切断すると心腔内・大血管内の血液が心嚢腔に流出してくる．この血液は直ちにカップやスポンジで汲み出して計量する．これが胸部屍体血液量（屍血量）となる．

## 4 心臓弁膜症の検索

　慢性心臓弁膜症（主に大動脈弁狭窄症・逆流症，僧帽弁狭窄症・逆流症）は弁を切る前に弁膜の通過状況を確認しておく．
　必要に応じて，弁の上方からの写真を撮影しておく．

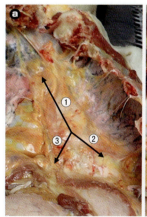 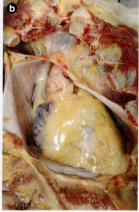

図1　心嚢の切開法
a：心嚢前面のほぼ中央を少し切開した後，①②③の順番で逆Yの字に切開する．b：心嚢を切開した後，心臓前面が露出した状態．

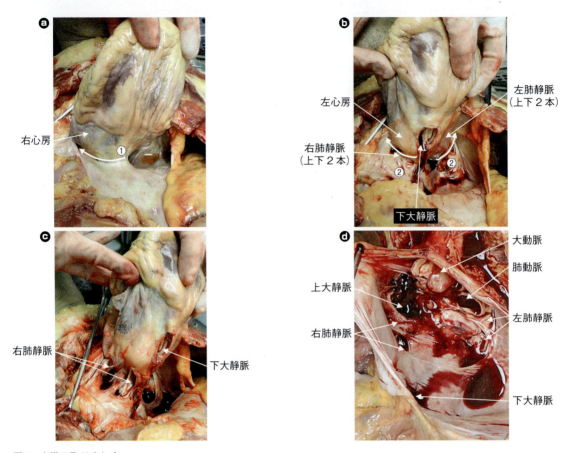

**図2 心臓の取り出し方**
a：まず心尖部を持ち上げ、右心房に流入する下大静脈を切離する(①)。b：次に心尖部をさらに持ち上げ、左右の肺静脈(上下2本ずつ)を意識しながら切離する(②)。c：肺動脈、大動脈、上大静脈が残っているので、これを前方あるいは後方からメスで切離する。
d：心臓を取り出した後の心嚢。

## 5 心臓の切開

心臓を切開する方法には大きく2つの方法がある。

### 1）血流の流れに沿って房室腔を切開する方法

① 左手で心臓の右側やや後面を上にして、鋏で下大静脈から右心房を通り上大静脈に向かう線に沿って開ける。
② 三尖弁付近から、右心室の心尖部に向けて、右縁を開く。
③ 右心室の心尖部から、心室中隔に沿って心臓前壁を切り、右室流出路から肺動脈幹を開き、さらに左右の肺動脈を切開する。
④ 肺静脈4本が左心房に入る部位をH字型に開く。
⑤ 僧帽弁を越えて、左心室の左縁から心尖部まで切開する。
⑥ 既に開いてある肺動脈幹と大動脈を剥がし、肺動脈を右前方によけ、左心室心尖部から心室中隔に沿って前壁を開き、大動脈口を通って上行大動脈に達する。

### 2）心臓を横断切開する方法

心筋梗塞の場合、心筋における病巣の広がりや新旧の程度を観察するのに適している。また、心肥大の程度、肺高血圧症の場合の肺性心などの評価にも用いられる。

① 心尖部を右側にし、心臓の前面を上にして検査台の上に置く。
② 心尖部と心基部の間の心室を心基部に平行に心尖部から1/3の部位で横断する。この心尖部はさらに3～4等分に横断する（図3）。
注：心尖部から1/3の部位で横断する際、房室弁

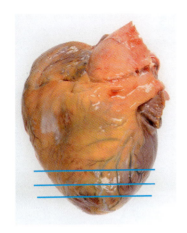

図3 心臓の開け方(横断面)
心基部から心尖部を3等分し，下から1/3の部位をほぼ均等に3〜4枚に割を入れる．このとき，乳頭筋から腱索に移行する部位を切らないよう，それより下の部位で切る．

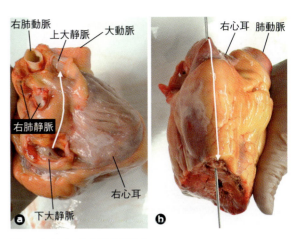

図4 右心房，右心室の開け方
a：右心房は，下大静脈から上大静脈に向かう壁(白線)を鋏を用いて開ける．b：右心室のややとがった右縁(白線)をメスで切り開く．

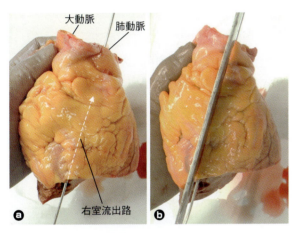

図5 右室流出路から肺動脈の開け方
右室流出路(破線)から肺動脈弁，肺動脈を切開し，さらに左右肺動脈を開ける．

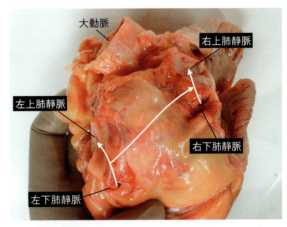

図6 左心房の開け方
左心房後面から見て，左右上下の肺静脈を鋏を用いてH型に開く．

からの腱索が乳頭筋につながる部位を切断しないことが重要である．
③後は血流に沿って前記1)の方法の①〜⑥とほぼ同様に切開する．
④左手で心臓の右側やや後面を上にして，鋏で下大静脈から右心房を通り上大静脈に向かう線に沿って開ける(**図4a**)．
⑤三尖弁付近から，右心室の心尖部に向けて，右縁を開く(**図4b**)．
⑥右心室の心尖部側から，右室流出路を通りさらに肺動脈幹・左右肺動脈を切開する(**図5**)．

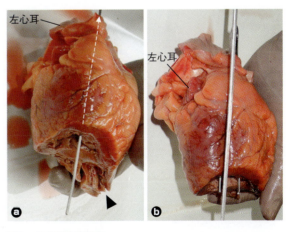

図7 左心室の開け方
a：右室側縁(矢頭)の対側にあたる左室側縁を通る線(破線)．b：aの破線に沿って，刃物を用いて左心房から左心室まで切開する．

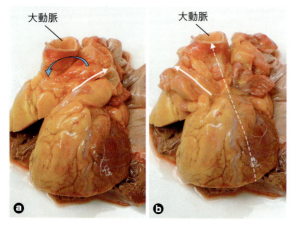 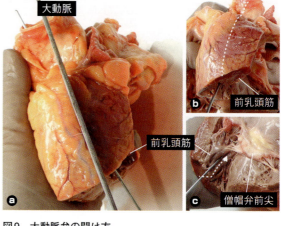

図8 大動脈前面を交差する肺動脈幹の剥離
a：肺動脈（白線）は左室流出路の前面を通り大動脈前面を横断しているので，後面を剥離し右側によける（青矢印）．b：肺動脈（白線）の後面を剥離し，右側に避けると左心室前面から大動脈前面を通る線（破線）で切開できるようになる．

図9 大動脈弁の開け方
a，b：左心室心外膜前面からみた像．c：左室前壁を心内膜側からみた像．左心室前面から大動脈を切開する（a）．このとき，前乳頭筋から僧帽弁前尖に連続する腱索を切断しないように注意を払う（b，c）．

⑦肺静脈4本が左心房に入る部位をH字型に開く（図6）．

⑧僧帽弁を越えて，左心室の左縁を心尖部側まで切開する（図7）．

⑨既に開いてある肺動脈幹と大動脈を剥がし，肺動脈を右前方によけ（図8），左心室心尖部側から流出路前壁を開き，大動脈口を通って上行大動脈に達する（図9）．この際，前乳頭筋の腱索を切断しないように注意する．

（新井冨生）

## Ⅱ 病理解剖の実際とその手技

# 5 肺の取り出し方

### 1 肺を取り出す

　肺が壁側胸膜と癒着を示すときは剥がしておく．また，肺が横隔膜と癒着している場合も剥がす．肺門部では解剖学的に胸膜が縦隔側で折れ返り，肺が直接縦隔に接する部位が僅かにみられる．同部位は用手的に剥離が可能である(図1)．以上のような部位を剥離した後，主気管支を含む組織を一握りし，気管支のほぼ中央部分で切断する．左右とも同じような手技で行う．肺門リンパ節が腫脹しているときは，なるべく肺側に付けて取り出す．

　新生児では，奇形の有無の検討が必要なので，心臓・頸部臓器とともに取り出すとよい．

　肺を取り出したら外観を観察し，重量を測定する．必要に応じて写真撮影を行う．また，肺炎の起炎菌を同定する必要があるときは，無菌的操作によって感染巣から細菌培養用の検体を採取する(「Ⅳ-2-7. 細菌検査用検体採取」の項を参照)．

### 2 肺へのホルマリン注入

　その後，気管支からホルマリンを注入して仮固定する(図2)．注入量の目安は，肺胞が十分膨らみ，全体的に整った肺の形になるまでである．下葉のS6領域など，B6気管支の向きを考慮して注入しないとホルマリンが入らないことがあるので注意する．このままの状態で，30分〜1時間固定し，解剖の後半でホルマリン槽から取り出し，割を入れ観察する．結核の感染が疑われるときなどは，十分固定してから割を入れる．

（新井冨生）

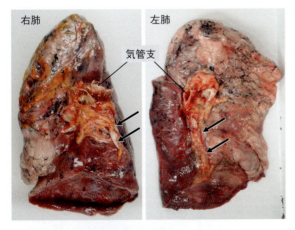

図1　取り出した肺縦隔面の肉眼像
臓側胸膜が折り返す部位(矢印)は通常用手的に剥離できる．気管支，気管支動脈，肺動脈は鋏やメスで切離して取り出す．

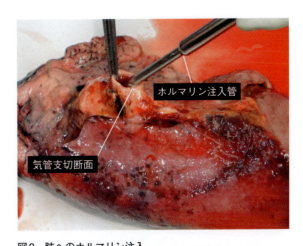

図2　肺へのホルマリン注入
気管支の断端からホルマリンを注入し，肺胞内に充満させ固定する．全領域の肺胞が十分広がるまで注入する．

## II 病理解剖の実際とその手技

# 6 腹部臓器の取り出し方

## はじめに

　腹部臓器は表面に近い位置にある臓器から順に取り出す．腫瘍が複数臓器に浸潤して癒着しているときや，手術後の癒着が高度で臓器相互の関連を明らかにする必要がある場合は，腹部臓器全体あるいは一部をブロックとして取り出す．しかし，特に問題がない場合は，各臓器の関係を確認しながら，それぞれを分離して個別に取り出すのがよい．ここでは基本的な手法を記述するが，病理解剖では1例として同じ症例はないので，症例ごとの病態によって臨機応変に対応する姿勢が重要である．そのためにも，基礎を身に着けておくことがなおさら重要となる．

## 1 空腸・回腸・結腸の取り出し方

　腹腔臓器の中では最初に腸管（空腸〜直腸S状部）を取り出す．通常，大腸は腸管を周囲組織から剥離して取り出し，小腸は腸間膜を付けて取り出す方法がとられる．これによると腸間膜に腸管が付着しているので，ばらばらにならず扱いやすい．ただし，腸管が重なり合うので，特別な配慮が必要な病変がある場合は，その部位のみ切り出して，板に張り付けて固定するなどの対応が必要である．以下に標準的な手法を示す．

①S状結腸・直腸移行部から直腸S状部あたりで，腸管を2本のペアンではさみ，その間をメスで切り離す（図1）．

②切り離したペアンの口側にある結腸をS状結腸間膜から鋏を用いて切り離し，続いて下行結腸を後腹膜から剥離する．

③脾彎曲部は左上腹部の奥に位置するので，周囲の臓器を傷つけないように気をつける．

④横行結腸を前方に引っ張りながら，胃や胆嚢などの周囲臓器・組織から剥離する．

⑤肝彎曲部も肝右葉直下の奥に位置するので，腸管を傷つけないように配慮が必要である．

⑥上行結腸は盲腸に達する部位まで後腹膜から用手的に剥離する（図2）．結合織が用手的に剥離でき

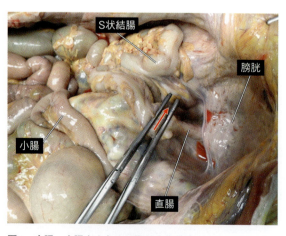

図1　小腸・大腸をまとめて取り出す手法
まず直腸S状部で切断する．その際，腸管の内容物が流出しないように2本のペアンではさみ，その間をメスで切離する（矢印）．

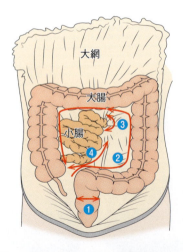

図2　小腸・大腸をまとめて取り出す手法
直腸S状部〜直腸上部で切離（①）した後，結腸を周囲組織から剥離する（②）．Treitz靱帯付近で空腸を切離し（③），腸間膜を根部で切離すると（④），腸管をまとめて取り出せる．

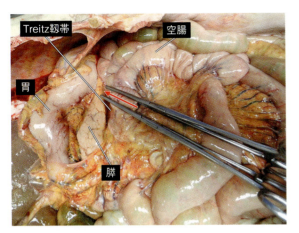

図3　Treitz靱帯肛門側での空腸の切離
Treitz靱帯の肛門側の部位で空腸をペアンではさみ，その間をメスまたは鋏で切離する（矢印）．

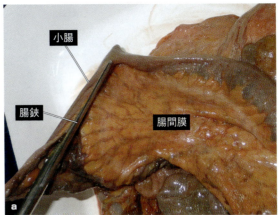

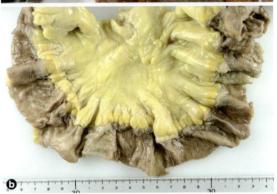

図4　小腸の開け方
a：腸鋏を用いて切開する．b：腸間膜を付けた状態で小腸を切開した像．

ない場合は必要に応じて鋏を用いるとよい．
⑦大腸の剝離が終了したら，Treitz靱帯付近の十二指腸空腸曲を2本のペアンを1cm間隔ではさみ，その間をメスまたは鋏で切離する（図3）．
⑧盲腸を前方に引っ張りながら，切離された小腸・大腸を腸間膜ごと左手で握り，上腸間膜動脈の分枝を含む腸間膜を切断すると，小腸・大腸を取り出すことができる．
⑨取り出した腸管は，バットに入れて処置する．

　取り出した後の腸は，腸鋏を用いて切開し，粘膜面を観察する．腸の切開は空腸の切離断端から始める．腸管を左側，腸間膜を右側に置き，腸鋏の上刃（長くて先端が丸みをもつ側の刃）を管腔内に入れ，腸間膜付着部隣接部を腸管に沿って切り開く．左手で小腸を手前に軽く引き，腸鋏を軽く右へ回すようにすると切開しやすい（図4）．盲腸に達したら，結腸では結腸紐を避け，自由紐の上を直腸まで切り開く．腸を切開したら，内容物を観察する．タール便，血便など出血の有無を特に注意深く観察する．

　小腸と大腸を摘出すると，肝臓，胆嚢，胃，十二指腸が観察できる（図5）．

## 2　肝臓・胆嚢の取り出し方

　肝臓・胆嚢を取り出すにあたって，右葉は十二指腸，結腸肝彎曲部，右副腎，右腎に，左葉は胃，脾臓に接しているので，これらの臓器を傷つけないような注意が必要である．また，胆管を切離する前に，十二指腸第二部を切開し，胆汁排出試験を行い総胆管の閉塞の有無を確認する（図6）．胆汁排出試験は，胆囊を圧迫して胆汁が乳頭から出るのを確認する検査であるが，胆囊内の胆汁が胆囊管の弁装置により排出できないときや，胆囊内の胆汁が少量のときは，総胆管をVater乳頭側へしごくようにすると，乳頭から胆汁が出やすくなる．

### 1）肝臓の取り出し方
①肝円索を肝臓の近傍で切離した後，肝鎌状靱帯を下大静脈付近まで切り進む（図7a）．
②肝臓右葉を前方に少し持ち上げ，肝後面と横隔膜腰椎部との間の結合織（肝冠状間膜，右三角靱帯）を鋏で切り開く．このとき，横隔膜を胸壁付近で切離すると広く視野を保つことができる（図7b）．

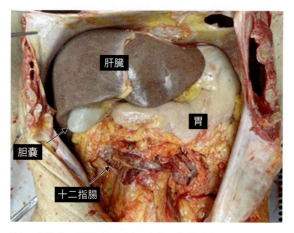

図5 開腹し，腸管を取り出した後の腹腔内臓器
肝臓，胆嚢，胃，十二指腸を認める．

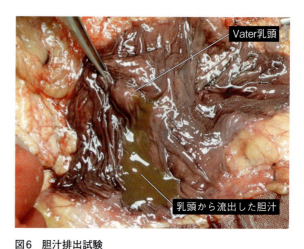

図6 胆汁排出試験
十二指腸下行部の右側を縦に切開してVater乳頭を露出し，胆嚢あるいは総胆管を圧迫し胆汁が流出するかを確認する．胆道に狭窄あるいは閉塞があると胆汁の流出が困難となる．胆汁が少ない場合にも総胆管を上から下にしごくと確認できる．

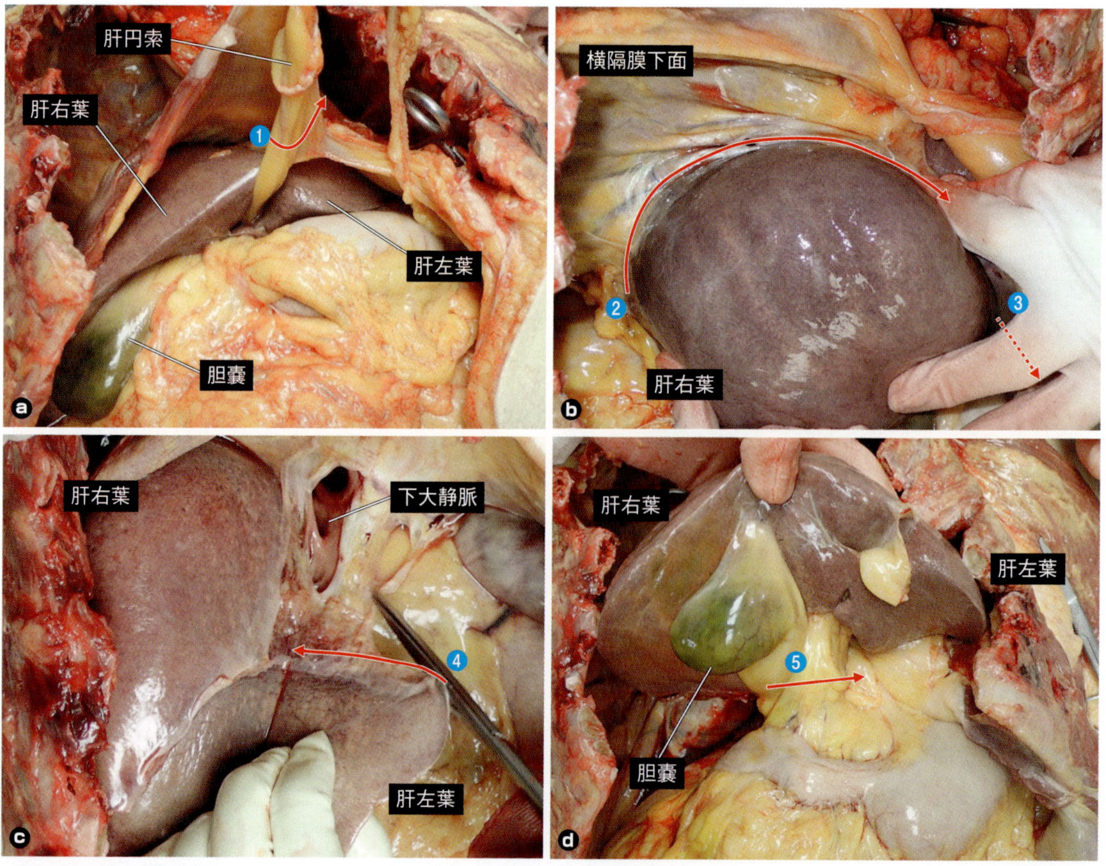

図7 肝臓の取り出し方
まず肝円索を肝前面から下大静脈に向かって切離する（①）．次に右三角間膜，肝冠状間膜（右側）を切離し（②），後下面も横隔膜から剥がし，下大静脈を肝臓の上側で切断する（③）．左葉も同様に左三角間膜，肝冠状間膜を切離し（④），Winslow孔の部位で肝門部組織（総胆管，門脈など）を切離し（⑤），最後に下大静脈を切離すると肝臓と胆嚢が一緒に取り出せる．

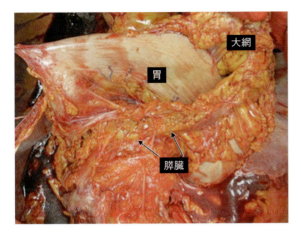

図8 *in vivo* での膵臓の肉眼像
胃・大網を挙上すると，その後方に膵臓を認める．

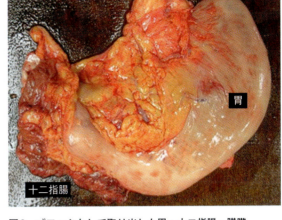

図9 ブロックとして取り出した胃・十二指腸・膵臓

③下大静脈を肝臓の直上で切断する（図7b）．
④右葉下面では，肝十二指腸間膜，肝胃間膜，肝腎ヒダを後腹膜結合織から剥がす．この手順は肝右葉外側から始め，正中に向かうように進む．このときに右副腎が肝臓に接するように位置しているので，これを傷つけないように気をつける．
⑤左葉では肝冠状間膜，左三角間膜を切断し，尾状葉を覆う結合織を切離する（図7c）．
⑥下大静脈を肝臓直下で切断する．
⑦最後に，Winslow孔に指を入れ，肝外胆道を胆嚢管・総肝管合流部より下の総胆管で切断する（図7d）．

### 3　十二指腸・膵・脾臓の取り出し方

　胃と大網を挙上するとその後方に膵臓が観察できる（図8）．膵臓は十二指腸下行部と脾臓の間に横たわるように位置する．大網や後腹膜と膵臓周囲の脂肪組織は連続している．高齢者や慢性膵炎のため膵臓が萎縮している場合や腹腔内臓器が癒着している場合には，膵臓を同定することが困難であるため，周囲臓器や血管との位置関係から同定する．
　十二指腸・膵は剥離せずにブロックとして取り出す．後述するが，胃・脾臓もあわせてブロックとして取り出すこともある．
①胆汁排出試験のために切開した十二指腸第二部を口側に切り進み，第一部の手前で止める．肛門側はTreitz靱帯まで切開する．
②十二指腸第一部前壁は潰瘍や穿孔の好発部位なので，取り出す前に漿膜面・粘膜面を異常がないか慎重に観察する．潰瘍や穿孔がある場合は，その部位を検索しやすいように，胃・十二指腸・膵臓をブロックとして摘出する（図9）．
③異常がなければ，幽門輪の肛門側で十二指腸を切断し，脂肪組織内の膵臓の位置を確認しながら十二指腸・膵臓を脂肪組織から切離する．腹部大動脈から分岐する腹腔動脈と上腸間膜動脈は膵臓の近傍で切離する．このとき，この2本の比較的太い血管があるため，切離に抵抗を感じる．
④その後は膵尾部に向かい，軟部組織を切離する．
⑤胃・十二指腸・膵臓をブロックとして取り出した場合は，観察後，胃を幽門輪の肛門側で切離し，十二指腸と膵臓を観察する（図10）．

### 4　胃の取り出し方

　胃は食道，十二指腸を少量付けて取り出す．食道胃接合部で切断すると，逆流性食道炎，食道静脈瘤，Barrett食道などの評価に支障をきたすので，食道は下部3cm程度を胃に付けて取り出す．下記には胃を十二指腸・膵臓と別に取り出す方法を示す．
①幽門輪の肛門側で切離した十二指腸の断端を持ち，それを持ち上げるようにして小網の肝胃間膜

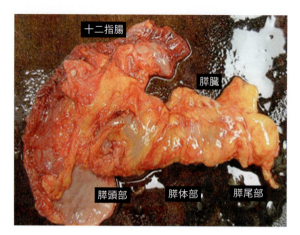

図10　膵臓・十二指腸の肉眼像

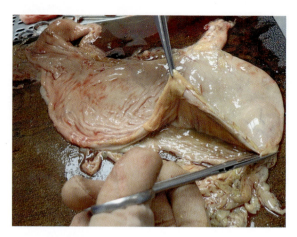

図11　胃の切開法
大彎に沿って胃を切開する．大網の付着部を目印に切り進むとよい．

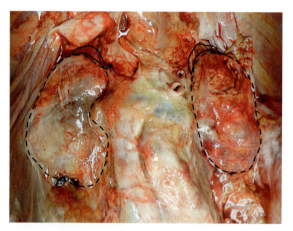

図12　後腹膜に存在する副腎・腎の位置関係
左右の腎臓の位置を点線で示す．その上内方に隣接して副腎（実線）が存在する．副腎は周囲の脂肪織を付けて先に取り出し，次いで両側の腎臓を取り出す．

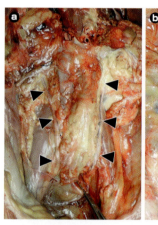

図13　腎臓の取り出し
a：まず尿管（矢頭）を同定し，尿管を半切して上下方向に数cm切開してから尿管粘膜の状態，周径などを測定する．b：その後，中央部で切断し，尿管上半分を付けた状態で腎臓を周囲の脂肪織とともに取り出し（①），最後に腎門部の血管を鋏で切離する（②）．

を，大彎部では胃結腸間膜を切る．
②胃横隔間膜を切り離し，胃・腹部食道を横隔膜と分離させ，さらに食道周囲組織を数cm上方まで剥離し，その部位で横断する．これで胃を取り出すことができる．
③取り出した胃は十二指腸側から胃の大彎に沿って数cm切開する．
④幽門輪から数cm切開した後，胃の内容物を容器に流し出し，その性状を観察する．
⑤胃の大彎を噴門部まで切り開き（図11），その続きで食道も切開する．
⑥もし病変が大彎にある場合は，それを避けて，前壁，後壁を開くか，場合によっては小彎を切開する．

## 5　脾臓の取り出し方

脾臓は左肋弓下に隠れ，通常は左第9〜11肋骨の後部に位置する．脾臓の外側面は横隔膜下面に接し，内側面は胃底部に覆われ，左腎，左副腎，膵尾

部，左結腸曲に接している．

脾臓の取り出しは，十二指腸・膵とブロックで取り出し，その後，脾臓だけ切離するのが容易である．

取り出した脾臓は，検査台に置き表面から脾門部に向けて縦に割を入れる．所見を取るため，また固定をよくするため，1 cm前後の幅で切割する．

## 6 副腎の取り出し方

この段階になると腹部臓器として残っているのは両側の副腎および腎であるが，いずれも後腹膜の脂肪織内に存在するので，まず臓器の位置を触診により把握する(図12)．

左副腎は左腎の上部に位置し，脂肪織で囲まれている．指でつまむと三日月のような形の副腎を触知することができる．右副腎は肝臓を取り出すときに同定したとおり，扁平な形の副腎が右腎の上方に認められる．周囲の脂肪組織を付けて取り出し，副腎自体を傷つけないように注意する．取り出した後に，脂肪織を取り外す．

## 7 腎臓の取り出し方

腎臓の取り出しの際，まず後腹膜にある尿管を確認し，腎門部の血管を切離して腎を取り出す．左右とも手順は同様であり，詳細は以下のとおりである．

① まず後腹膜の尿管を確認する(図13a)．尿管は腎門部から腸腰筋の隣を通り，総腸骨動脈の前面を斜めに交差して膀胱に至る．
② 総腸骨動脈数cm上方で尿管を周囲組織から剥離し，拡張や周囲組織の異常がないか確認する．特に問題がない場合は，尿管を半割して上下に向かって数cmずつ切開する．
③ 周径を測定して切離する．
④ 上方の尿管を腎門部まで追う．
⑤ 腎門部の腎動静脈を切離し，腎周囲の脂肪織とともに腎臓を取り出す(図13b)．
⑥ 左腎下極にメスで印をつけておくと，後で左右の同定の際に容易である．

（新井冨生）

## II 病理解剖の実際とその手技

# 7 骨盤臓器の取り出し方

## はじめに

膀胱，直腸，前立腺（男性），子宮および付属器（女性）とその周囲の結合織をブロックとして取り出す．基本的な手法は同じであるが，男性と女性とでは解剖学的構造が異なるので別々に記載する．

## 1 男性

①直腸と仙骨・尾骨との間の線維性結合織を用手的に剥離して，両側の側方の結合組織も剥離する（図1）．

②次に，膀胱前面と恥骨結合後面を壁側腹膜〜尿道までを用手的に剥離する．このとき，膀胱の前下方に前立腺を結節状に触れることができるので，その周囲を用手的に剥離しておく．

③膀胱を前立腺とともに頭側に引いて，前立腺と尿道の間で（恥骨結合の後面にあてるような感じで）メスで切る（図2）．

④尿道が切離されたら，引く手を緩め，その後方に位置する直腸を切離する．直腸は尿道切離の位置で切離すると肛門あるいは肛門周囲の皮膚を切断する可能性があるので，少し上方を切るとよい（図3）．

⑤残りの結合織を切離して骨盤臓器をブロックとして取り出すことができる．このとき，尿管の下半分に気を配り，無造作に傷つけないようにする．

## 2 女性

①直腸と仙骨・尾骨との間の処理は男性①と同じである．

②女性では，直腸の前面に位置する両側付属器を確認して，卵管・卵巣を傷つけないように気をつけながら剥離する．

③膀胱前面の剥離法は男性と同じである．女性には

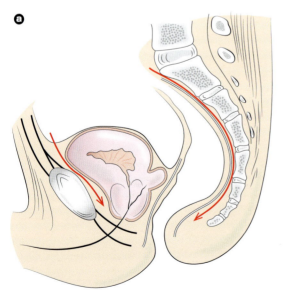 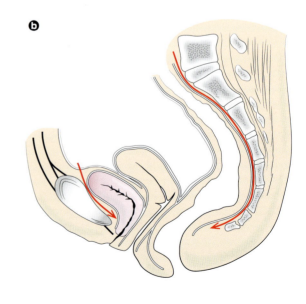

図1　骨盤臓器の剥離
男性（a），女性（b）ともに膀胱前下面，直腸後面をはじめ，骨盤臓器を用手的に剥離する（赤矢印）．

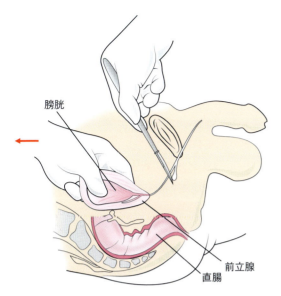

**図2 尿道の切離**
左手で膀胱を頭側に強く引き，前立腺の下方で尿道を横断するようにメスで切離する．このときメスあるいはメスの柄を骨結合に接するようにあてる．

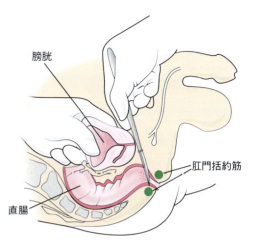

**図3 直腸の切離**
尿道が切離されたら，次に直腸を切離する．このとき，肛門括約筋を温存するために，膀胱・直腸を引く手を緩めて，括約筋の上方で直腸を横断するように切離する．女性では膀胱と直腸の間に腟が存在するが，腟もあまり強く引かないようにして切離する．

前立腺が存在しないので，膀胱を頭側に引きながら膀胱と尿道の間で切断する．
④次にメスを用いて腟を切断するが，このとき引く手を少し緩めて切る．
⑤続いて直腸を同じく引く手を緩めて切る．

⑥残りの結合織を切離して骨盤臓器をブロックとして取り出すことができる．このとき，尿管の下半分に気を配り，無造作に傷つけないようにする．

（新井冨生）

## II 病理解剖の実際とその手技

# 8 大動脈・頸部臓器・大腿組織の取り出し方

## 1 頸部組織の取り出し方

頸部臓器（舌・咽頭・喉頭・気管・気管支・食道，総頸動脈・内頸静脈・甲状腺・顎下腺などを含む）を鎖骨下動静脈・腕頭動静脈・大動脈とともに一塊として取り出す．

① 仰臥位の遺体の肩甲骨部位に枕をあてて頸部を伸展させる．
② 水平に切開した頸部皮膚を頭側に向かって連続的に皮下組織を剥離していく．このときに，皮膚に穴を開けないように注意する．
③ 下顎骨下縁まで達したら，両側の顎下腺を確認して，下顎骨下縁から内側面に沿ってメスを用いて下顎骨に付着する筋肉（広頸筋，顎二腹筋，顎舌骨筋，おとがい舌骨筋など）を切断し，口腔底粘膜まで進める（図1）．
④ 口腔底粘膜と舌が周囲の筋肉と切断されたら，舌鉗子を用いて舌を下方に引っ張る（図2）．
⑤ 口蓋が見えてくるので，硬口蓋のすぐ後方の軟口蓋をメスで切離し（図2），側方の口蓋扁桃を含めて上頸部臓器を切離する．
⑥ 両側の総頸動脈は内頸動脈・外頸動脈の分岐部から1cm程度上方で切断する（図1）．
⑦ 頸部組織を引き下ろすように頸椎前面から剥離する．
⑧ 両側の腋窩組織（腋窩リンパ節を含む）を皮下で剥離し，鎖骨下動静脈を含む軟部組織として頸部組織に付けて切離する．このとき，腋窩組織は鎖骨と胸郭，肩関節の間の空隙を通して頸部組織に付ける．

## 2 頸部・縦隔（胸部）・後腹膜組織（大動脈・リンパ節など）の取り出し方

胸部臓器，腹部臓器，骨盤内臓器を取り出した後に，残っている大動脈を中心とした軟部組織を一塊として取り出す．

① 頸部・鎖骨下組織を椎体骨の前面で一塊として剥離し，尾側に引きながら，食道，気管，胸部大動脈を含む縦隔臓器，横隔膜（左脚，右脚），腹部大動脈・下大静脈・腸腰筋を一塊にして椎体骨前面

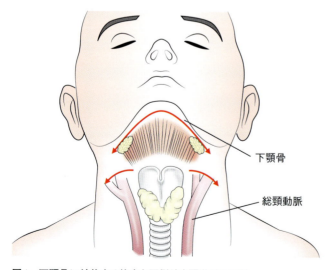

図1　下顎骨に付着する筋肉と両側外内頸動脈の切断

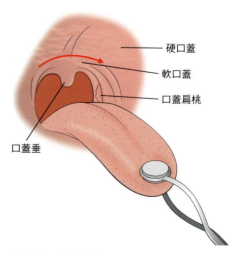

図2　軟口蓋の切離

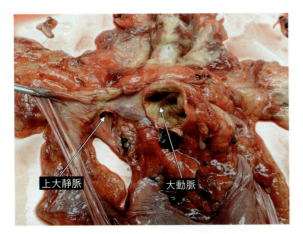

図3　心嚢腔上部にみられる上大静脈の同定

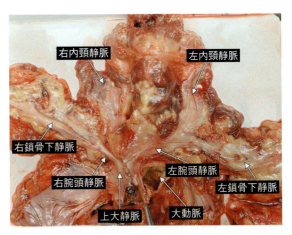

図4　上大静脈系を前面から開けた状態

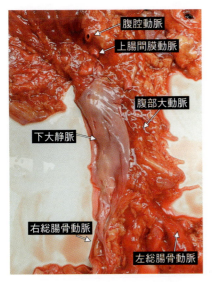

図5　下大静脈を前面から開けた状態

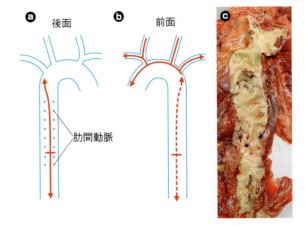

図6　大動脈の開け方
**a**：大動脈は後面から開ける．中間付近に小さな切開を加え，上下方向に後面を血管に沿って開ける．**b**：大動脈弓では主な分枝を前面から開けるので，後面から側面，前面へと移動しながら切開する．**c**：後面から切開した大動脈の肉眼像．

から剥離する．
② 一方，下方では左大腿動脈とその周囲の筋肉を含む軟部組織を一塊として剥離し，鼠径部を上方に向かって総腸骨動脈を付けながら頭側に剥離する．
③ ①と②が一塊となり遺体から摘出することができる．

### 3 上大静脈系・下大静脈系および大動脈とその分枝の開け方

上大静脈系・下大静脈系および大動脈とその分枝は解剖時切開する．大動脈解離，動脈瘤などの病変があるときは，臨機応変に対応する必要があるが，ここでは特に問題がない血管を前提にその開け方を解説する．
① 上大静脈系を開ける．心嚢腔上部で，心臓を取り出すときに切離した上大静脈を同定する（**図3**）．
② 血流とは逆流するが，上大静脈⇒左右の腕頭静脈⇒左右の鎖骨下静脈・内頸静脈と開けていく（**図4**）．ところどころ弁があるので，鋏が引っ掛かりを感じることがある．
③ 次に下大静脈を前面から開け，左右の腸骨静脈，大腿静脈へと可能な限り開ける（**図5**）．血栓の有

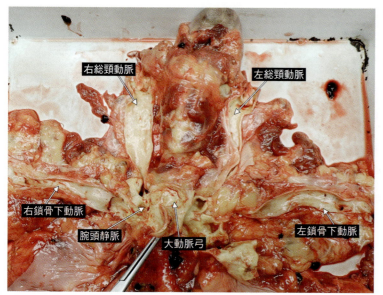

**図7 大動脈弓から分枝する動脈を前面から開けた状態**
大動脈弓から分枝する腕頭動脈,左総頸動脈,左鎖骨下動脈を開けた状態である.これらを開ける際,上大静脈系が分断されてしまう.

無に注意して観察する.
④胸部・腹部の移行部付近で,大動脈背面の左右肋間動脈の間を小さく切開し,ここから鋏を入れ,上下方向に正中を血管の走行に沿って切開する(図6a).下方は左右の総腸骨動脈,外腸骨動脈,大腿動脈まで切開する.上方には大動脈弓の手前までは後面を切開するが,途中から左鎖骨下動脈の前面を通るように切開し,続けて左鎖骨下動脈を開ける.
⑤続いて左総頸動脈,腕頭動脈とその分枝の右総頸動脈,右鎖骨下動脈を開ける(図6b,7).
⑥大動脈の全体像は後面からみた状態で記録する(図6c).

(新井冨生)

## II 病理解剖の実際とその手技

# 9 大腿骨・胸骨・椎体骨の取り出し方

### 1 大腿骨骨髄の取り出し方

大腿骨の骨髄は海綿骨に乏しいので、この骨髄を採取しておくと脱灰することなく骨髄標本を作製することができる（図1）.

また、血液疾患（白血病、骨髄異形成症候群、骨髄腫など）のときには、長管骨骨髄の代表的組織として大腿骨骨髄を採取する（図2）. 通常、高齢者になると大腿骨骨髄の半分以上は脂肪髄に置換されているが、血液疾患に罹患すると造血域の増大が認められる.

### 2 胸骨の取り出し方

胸骨の骨髄も、ルーチンで採取する. 胸骨最上部から胸骨丙下数cmまでの全長10cm程度の胸骨を幅1cm弱で採取する（図3）.

### 3 椎体骨の取り出し方

椎体骨は施設によって採取法にバリエーションがある. 脊髄を採取するために、肋骨弓を切離し腰椎から頸椎に至る椎体部を採取し、2～3つに分離した後、鉈で正中を切開する（図4）.

（新井冨生）

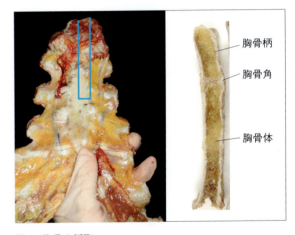

図3 胸骨の採取
胸骨正中部を胸骨柄から胸骨角を経て胸骨体の上部1/3～1/2程度を幅1cm前後で採取する. 海綿骨のみ切り出し、骨髄の評価に用いる.

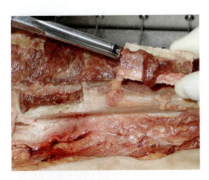

図1 大腿骨骨髄の採取

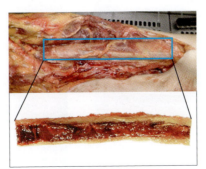

図2 大腿骨骨髄の採取

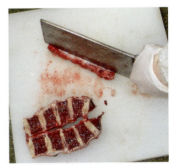

図4 椎体骨の割の入れ方

## II 病理解剖の実際とその手技

# 10 脳・脊髄の取り出し方

### はじめに

中枢神経系臓器である脳・脊髄の解剖は，骨組織に囲まれているのでストライカーや鋸を用いるなど，他の臓器に比べ取り出しに特別の技術が必要である．脳や脊髄は介助者の補助によって取り出すことが多いが，病理医もこれらを取り出す技術を身に着ける必要がある．

## 1 脳の取り出し方

### 1）頭皮の切開・剥離

①執刀者は解剖台の頭端に立つ．解剖台の端に枕を寄せ，遺体の項を載せ，頭が解剖台の端にかかるようにして作業する．
②頭皮切開は両側の耳介後部と頭頂部を結ぶ線（図1）で行うので，この部に分け目を作り，これより前方の髪を顔面の方向に，後方の髪を後頭部に櫛で分ける．
③大解剖刀の刃を頭皮に垂直にあてるような向きで，耳介の後部の乳頭突起やや上方から頭頂部を通り，対側の同部位に達する切開を加える．
④頭皮の剥離：頭皮前半分の切断端を左手で少し持ち上げて引っ張り，前頭骨の眼窩上縁の部位まで剥がし，頭皮が顔を覆うようにする．このとき，軟部組織を頭蓋骨に付けないように剥離する．頭皮後半分は，左手で押し下げるように剥がし，外後頭突起まで剥がす（図2）．
⑤側頭筋の切離：頭蓋骨を切る前に，両側の側頭筋を鋸で切る部位をメスで切断しておく．

### 2）頭蓋骨の切開

①頭蓋骨を板鋸あるいは電気鋸で切るときは，線が二重にならないように気をつける．そのために，あらかじめ前頭結節，側頭骨鱗部，外後頭隆起を結ぶ線に刻み印を付けて，それに沿って切るとよい．両側の側頭部で三角形の切り込みを作っておくと頭蓋冠を元に戻して頭皮を縫うとき骨がずれない（図3）．
②前頭結節部に鋸をあて，硬膜に達するまで引く．鋸の刃が頭蓋骨を貫き，硬膜に達すると抵抗感が急激になくなるので，この部位で鋸への力を抜く．このタイミングが適切でないと脳実質を傷つけることになる．
③前頭結節から①で付けた刻み印に沿って頭蓋全周

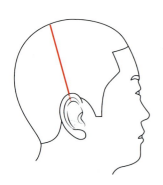

図1　頭皮の切開線

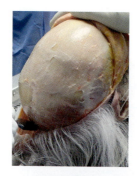

図2　頭皮の剥離

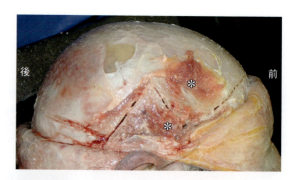

図3　開頭法
側頭筋（＊）を切り，骨をストライカーあるいは鋸などで切る．側頭部で三角形の切り込みを作っておくと元に戻すときにずれない．解剖後は切り離した側頭筋を糸で縫い合わせるとずれの防止になる．

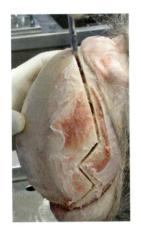

図4 T字ノミで頭蓋冠を開ける方法

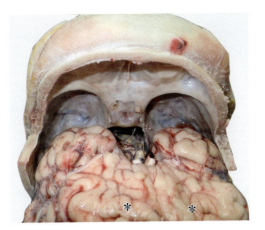

図5 脳の取り出し方
前頭葉（*）を手前に引き寄せ，その奥の脳神経，内頸動脈，下垂体漏斗を切断し，側頭極も手前に持ち上げた状態である．

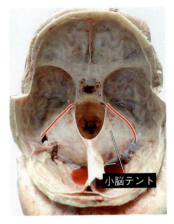

図6 小脳テントの切断
脳を取り出し，小脳テントを復元した状態である．実際の脳の取り出しの際には，側頭葉の下面にある斜台に接する部位から中頭蓋窩後縁に向かい小脳テントの接合部を切り離す（赤線）．

を切る．このとき，頭蓋骨の外板と板間層は完全に切れ，内板が部分的に切れずに残っている状態である．

④次に，T字ノミを鋸で切った溝にあて（図4），90度回転させると，切り残っていた内板が切離し，頭蓋骨の切り口が外れる．外れない場合は，外れない部位を鋸で切り加えるか，T字ノミで骨が切れていない強固な部位を切離する．

⑤頭蓋冠が自由に動くようになったら，両手の指を入れて切り口を持ち，力を入れ開くと骨と硬膜が比較的容易に離れる．

⑥頭蓋骨の切り口で，不規則な突起を示す箇所は，専用の道具で取り除く．これはその後の作業を安全に行うためと，作業の途中で脳を傷つけないためである．

⑦頭蓋冠を除く際，頭蓋冠の一部は硬膜と癒着しているので，硬膜を頭蓋骨から剥がして脳側に付ける．

### 3）脳の取り出し方

①頭蓋骨を切った線に沿って，硬膜を鋏で同じように切り離す．左手で頭頂部を持ち，右手で前頭極を手前に持ち上げる（あるいは引き倒す）．

②前頭葉の前頭極を前頭蓋窩から手前に持ち上げる．その際，嗅神経を前頭葉下面に付けて持ち上げる．次いで，両側の視神経を視交叉の前方でそれぞれ切り離す．

③続いて，両側内頸動脈を脳の近傍で切断する（図5）．

④下垂体漏斗，動眼神経，滑車神経，三叉神経などを同定しながら，これらを切断する．

⑤次に，両側の側頭葉を手前に引き倒すと，中頭蓋窩から持ち上がり，小脳テントが露出する．

⑥錐体乳突部の側方で，小解剖刀を用いて垂直に小さい孔を開け，小脳テントの遊離縁まで切っていく（図6）．図6は脳を取り出した後にテントを復元した像である．このように小脳テントがあるのをよく理解してから切開するとよい．

⑦小脳テントが完全に切り離されたら，小脳半球を傷つけないようにして持ち上げ，残りの脳神経をなるべく脳から離れた部位で切断する．

⑧大脳と小脳を手前に倒すようにすると，斜台から橋，延髄がわずかに離れるので，小解剖刀を斜めに入れ，脊髄を切り離す．

⑨大後頭孔の両側で椎体動脈を切る．

⑩これで脳を手前に取り出すことができるが，最後に大脳鎌の一部が後頭部でつながっていることがあるので，これを鋏で切り離し，脳を取り出す（図7）．

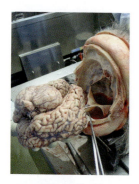
図7 硬膜の切断
脳をほとんど取り出した状態であるが、最後に硬膜を切離する.

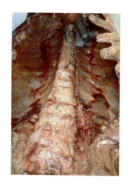
図8 脊髄の取り出し前の脊柱
胸腹部臓器、骨盤内臓器を全て取り出し後、脊椎を露出させる.

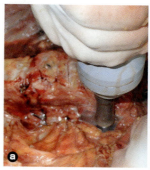
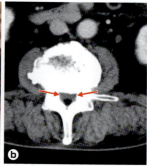
図9 腰椎におけるストライカーの刃のあて方
a：第1仙骨、腰椎におけるストライカーの刃のあてる角度（ほぼ水平）を示す. b：同部位に相当するCT画像. 切る部分は椎体骨と椎弓根の境界部位を赤矢印のように切る.

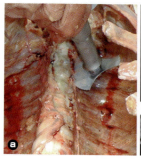
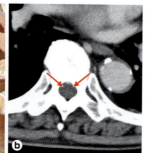
図10 胸椎におけるストライカーの刃のあて方
a：胸椎におけるストライカーの刃のあてる角度（約45度）を示す. b：同部位に相当するCT画像. 切る部分は椎体骨と椎弓根の境界部位を赤矢印のように切る.

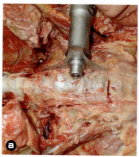
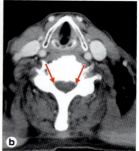
図11 頸椎におけるストライカーの刃のあて方
a：頸椎におけるストライカーの刃のあてる角度（ほぼ垂直）を示す. b：同部位に相当するCT画像. 切る部分は椎体骨と椎弓根の境界部位を赤矢印のように切る.

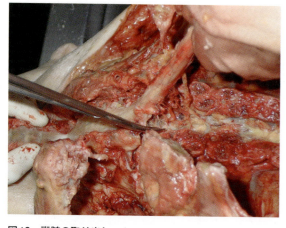
図12 脊髄の取り出し
脊髄は馬尾から上方に向けて脊髄硬膜を付けて取り出す. その際、脊髄から出ている神経を鋏で切離する必要がある.

## 2 脊髄の取り出し方

　脊髄は腹側から取り出す方法と背側から取り出す方法の2種類がある. ここでは、背部皮膚に傷が付かず、通常の解剖に続いて実施が可能な腹側から取り出す方法を説明する.

①胸腹部臓器、骨盤内臓器を全て取り出したら、残存する血液・浸出液を取り除き、脊椎に付着する横隔膜や大腰筋、小腰筋、腸腰筋を脊椎が露出するように取り除く（図8）.

②ストライカーで第1仙椎、腰椎、胸椎、頸椎と連続性に椎体骨を取り出す.

③ストライカーの刃は椎体と椎弓根の境界部分を狙うようにあてるが、腰椎（図9）、胸椎（図10）、頸椎（図11）では刃のあてる角度が異なる.

④ストライカーで切断しきれない骨の部分は、ノミ

を用いて切断する.
⑤椎体をまとめて前方に剥がすように取り出し，脊髄硬膜を露出させたら，脊髄は脊髄硬膜を付けて馬尾から上方に向け脊柱管から剥離する(**図12**).
⑥開頭し脳の解剖まで行われている場合は，延髄と脊髄の間で切断されているので摘出する.
⑦開頭していない場合は，頸髄のなるべく上方で切断して脊髄を取り出す.

(新井冨生)

## II 病理解剖の実際とその手技

# 11 その他

### はじめに

執刀医は当該解剖の責任者なので，ご遺体，スタッフ，解剖室などにも十分配慮する必要がある．病理解剖が終了してから，解剖室から退出するまでに注意すべきことを記述する．

### 1 ご遺体の清拭，エンゼルケア

詳細については「V-3．エンゼルケア」の項で紹介する．

### 2 解剖室の清掃，器具の洗浄

使用した後の解剖台，器具は，専用の洗剤を用いて汚れを落とし，十分洗浄し，清潔な状態を維持する．必要に応じて消毒をする．器具は乾燥後オートクレーブをかけるのが望ましい．

### 3 解剖室を出る前に確認すること

①病理解剖を終了して，予防衣，手袋，マスク，帽子を脱いで，適切なごみ箱に廃棄する．
②石鹸を付けて手を十分洗う．次いで顔面など露出部位を洗う．
③感染防御のためシャワーを浴びる．
④解剖時の記録用紙に臓器重量が漏れなく記入されていることを確認する．漏れがあった場合は，この時点でホルマリン槽から出して測定すれば，未固定の場合とほぼ同じ重量とみなせる(ホルマリンを注入した肺を除く)．
⑤また，この時点で記録者の記入に不足分があったら追加記入する．臓器重量などの記憶は難しいが，所見は意外にも覚えていることが多い．

(新井冨生)

# III 所見の取り方の基本と鑑別疾患

# 1 外表所見・皮膚所見の取り方

## はじめに

外表所見の主なチェックポイントは「Ⅱ-1. 外表所見の取り方」の項で述べたので，ここでは具体的な記載法や代表的な病変と関連する病態について記述する．

## 1 浮腫

浮腫の所見は指で皮膚を押して，圧痕が残ると浮腫ありと判定する．浮腫が出現する病態は，心不全，腎不全，低蛋白血症などが代表的な病態である．

## 2 出血

表1に皮膚所見としての出血の評価を示す．

## 3 手術創

手術創を記載することが，既往症を知るきっかけにもなりうる．結腸の部分切除の場合，腸管の線維化が軽度みられるのみで吻合部が明瞭でない症例もある．そのような場合，手術創の部位によって切除部位の推定ができる（表2）．

## 4 特徴的な外表所見

表3のような特徴的な皮膚所見がみられる場合，疾患の診断に直結するので，写真に記録する．最終診断は他の所見や臨床経過など考慮し，総合的に判断すべきである．

（新井冨生）

表1 皮膚所見としての出血の評価

| 種類 | 病態 |
|---|---|
| 点状出血 | 血小板減少や血小板機能の異常，血液中の凝固因子の異常，血管壁の異常 |
| 斑状出血 | 点状出血に比べるとより高度の出血傾向を反映する病態でみられる<br>代表的な疾患は下記のとおり<br>　血液系疾患：再生不良性貧血，白血病，多発性骨髄腫，骨髄線維症<br>　凝固系の異常：肝硬変，癌，膠原病<br>　血管の異常：血管炎，膠原病，血栓性血小板減少性紫斑病，アミロイドーシス<br>　感染症：髄膜炎菌血症，心内膜炎 |

表2 手術創の部位と想定される手術

| 手術創の部位 | 想定される手術 |
|---|---|
| 上腹部正中 | 胃，十二指腸切除術など |
| 下腹部正中 | 直腸，前立腺，婦人科領域など |
| 右下腹部 | 虫垂切除術 |
| 右季肋部 | 胆嚢，肝切除術 |
| 側腹部 | 腎摘除術 |
| 側胸部 | 肺摘除術 |
| 胸部正中 | 心臓・縦隔の手術 |
| 鎖骨上部の頸部に水平方向に伸びる手術創 | 甲状腺の手術など |

表3 外表所見と想定される病態

| 所 見 | 病 態 |
|---|---|
| 壊疽(図1) | 血管閉塞(閉塞性動脈硬化症)や糖尿病などによる虚血や循環不全により四肢末梢,特に足趾に多く発生する |
| 水疱(図2) | 天疱瘡,類天疱瘡,熱傷 |
| 褥瘡(図3) | 仙骨部,肩甲骨,大転子部,外顆部,踵部などに生じやすい |
| Stevens-Johnson症候群(図4) | 薬物の副作用による表皮の口唇,口腔,眼,外陰部を含む全身の皮膚に紅斑,びらん,水疱が多発し,表皮の壊死性傷害を認める |
| 中毒性表皮壊死症 toxic epidermal necrosis(TEN)(図5) | 薬物の副作用による中毒性表皮壊死症は,全身皮膚に地図状の潰瘍を形成する |
| 神経線維腫症(図6)とcafé-au-lait斑 | von Recklinghausen病(神経線維腫症).通常の皮膚色と同色の軟らかい隆起性の神経線維腫が多発する.その他,café-au-lait斑を認めることもある |
| 手指のswan neck変形(図7) | 関節リウマチ時にみられる.第2〜5指におけるMP関節の屈曲,PIP関節の過伸展,DIP関節の屈曲のみられる変形である |
| 鞍鼻(図8) | 再発性多発軟骨炎,軟骨軟化症のときに鼻根部が陥没した状態になる |
| クモ状指趾(図9) | Marfan症候群でみられる特徴的な指趾 |

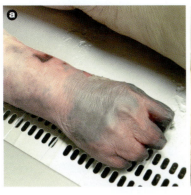

図1 壊疽
a:手の壊疽. b:左足趾が黒色に変色し,壊疽に陥っている.

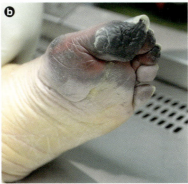

図2 水疱
水疱性類天疱瘡による緊満感のある水疱がみられる.

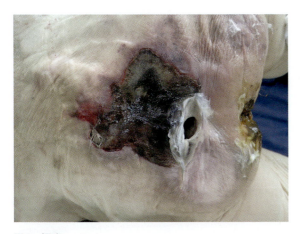

図3 褥瘡
仙骨部に慢性期の褥瘡を認める.隣接して膿瘍形成による空洞形成もみられる.

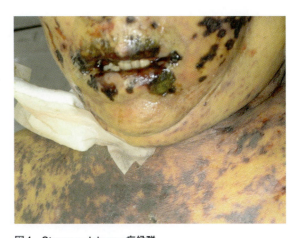

図4 Stevens-Johnson症候群
口唇,顔面,前胸部に斑状出血,小水疱が混在する.背景に黄疸もみられる.

外表所見・皮膚所見の取り方

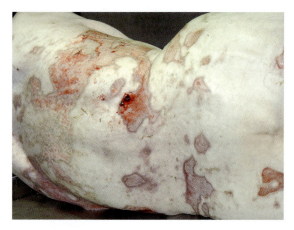

図5　中毒性表皮壊死症 toxic epidermal necrosis（TEN）
体幹に地図状の潰瘍を認める．

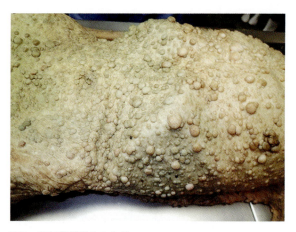

図6　神経線維腫症の皮膚
長径3cm大までの神経線維腫が多発している．

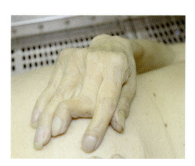

図7　関節リウマチにおける指の変形
（swan neck変形）

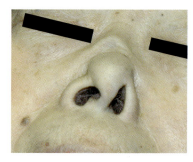

図8　鞍鼻
再発性多発軟骨炎，軟骨軟化症のときに鼻根部が陥没した状態になる．

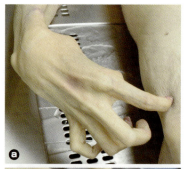
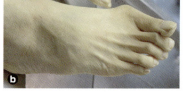

図9　クモ状指趾
a：指，b：趾．Marfan症候群でみられる特徴的な指趾．

# III 所見の取り方の基本と鑑別疾患

# 2 体腔・体腔液・屍体血液量

## はじめに

体腔は心囊腔，胸腔，腹腔のことであり，内腔は中皮細胞で裏打ちされている．通常，壁側と臓側の間に空間があり，少量の液体が正常でも存在する．種々の病態で体腔に液体が貯留する．それぞれについて下記のように評価する．

## 1 心囊腔

### 1）心囊液の評価

心囊腔は心臓の表面を覆う心外膜と壁側の心膜とから形成される空間である．通常は互いに癒着することなく，少量の心囊液で満たされている．心囊腔・心囊液の評価を表1に示す．

### 2）屍体血液量

心臓を取り出した後，心囊腔に貯留する血液を屍体血液量と称する．解剖時に欠かさず測定しているが，病態解析に用いられないことが多く，その意義についても周知されていない．測定法やその臨床病理学的意義について表2に示す．

## 2 胸腔

### 1）胸水貯留

正常でも淡黄色透明の胸水がごく少量貯留している．しかし，測定可能な程度貯留していれば病的である．胸水は左右別々に性状，量を記載する（表3）．

### 2）臓側胸膜の観察

壁側胸膜における，胸膜斑（図1）の有無を記載する．認められない場合も胸膜斑がないことを記載し

表1 心囊腔・心囊液の評価

| 性　状 | 病　態 |
|---|---|
| 淡黄色透明（漿液性心囊液） | 約30 mLまでなら正常 |
| 淡黄色混濁 | 心囊液内にフィブリン析出がみられる病態（膠原病，腎不全，感染性心膜炎など），癌腫やリンパ腫など悪性腫瘍の浸潤 |
| 血性 | 出血傾向により，血液の混入 |
| 血液 | 心タンポナーデ（大動脈解離，動脈瘤破裂，心筋梗塞破裂などが原因となる病態） |
| 絨毛心 | 膠原病，腎不全などのときに心外膜表面にフィブリン析出が高度になると心臓の表面がビロード状になる |
| 線維性心膜炎 | 開心手術後など |

表2 屍体血液量の評価

| 胸部屍体血液量 | 説　明 |
|---|---|
| 測定法 | 心臓を取り出す際に心囊内に流れ出てくる血液（肺動脈，上大静脈，下大静脈から流入する血液を含む）を汲み出して測定する．心房・心室内にみられる凝血塊も含める |
| 臨床病理学的意義 | 生体における有効循環血液量を反映する．うっ血性心不全の指標となる |
| 正常 | 体重1 kgあたり10〜20 mL．体重60 kgの成人男性の場合，600〜1,200 mLが正常範囲となる |
| 増加 | 急性心不全：屍体血液量＞20 mL／体重1 kg |
| 減少 | 出血性ショックなどの場合：屍体血液量＜5 mL／体重1 kg |

表3 胸水の評価

| 性　状 | 病　態 |
|---|---|
| 淡黄色透明 | 漏出性胸水．うっ血性心不全，ネフローゼ症候群，肝硬変など |
| 淡黄色混濁 | 滲出性胸水のことが多い．細菌性胸膜炎，胸膜炎，肺結核，癌性胸膜炎などの病態が推定される．食道破裂時にも左胸腔に混濁胸水がみられる |
| 血性胸水 | 出血傾向に伴う血液の混入．癌性胸膜炎 |
| 血液 | 血胸と称する．大動脈瘤破裂，心タンポナーデの胸腔への穿破 |
| 粘稠な胸水 | 膿胸，中皮腫 |
| 乳糜胸水 | 胸管の破綻（悪性腫瘍の胸管浸潤など） |

表4 腹水の評価

| 評価項目 | 性　状 | 主な病態 |
|---|---|---|
| 色調・透明度 | （淡）黄色透明 | 正常，低栄養，心臓不全，肝硬変時にみられる濾出液 |
| | （淡）緑黄色混濁，粘稠 | 消化管穿孔，化膿性腹膜炎，癌性腹膜炎 |
| | 血性 | 出血傾向，癌性腹膜炎，消化管穿孔 |
| | 血液（血腹と称する） | 動脈瘤破裂，肝腫瘍破裂 |
| | 粘液 | 腹膜粘液腫 |
| 量 | 50 mL以下 | 正常範囲 |
| | 50 mLを超える量 | 腹水貯留 |

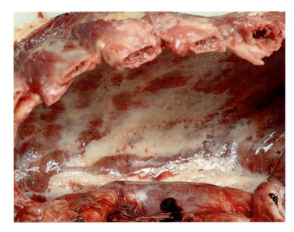

**図1　胸膜斑**
壁側胸膜に白色の胸膜斑が認められる．

ておく．これはアスベスト曝露との関わりを示す所見として照会されることがある．必要に応じて写真撮影し記録する．

## 3　腹　腔

### 1）腹腔内の貯留液（腹水）

正常の場合，腹腔内に貯留しても約50 mL以下の淡黄色透明の液体である．

腹腔内に異常に貯留している液を腹水という．腹水の貯留程度を計量カップで測定するとともに，色調・透明度を記載する．仰臥位では，小骨盤腔，脾臓の周囲，肝右葉の周囲が低い位置になるので，臓器をよけて貯留している腹水を採取するように努める．

通常，**表4**のような用語を用いて評価する．

### 2）臓側，壁側腹膜の性状の観察

腸管の漿膜面が暗赤色で，フィブリン析出などで粗糙になり，白苔が認められるときは，その部位に穿孔がないか注意して観察する．

大網は，正常では胃大彎から腹腔内臓の前面を覆っている．短いときは横行結腸の前面を覆うのみであるが，長いと骨盤腔に達することがある．

胃癌の腹膜播種では大網にも癌が及ぶ．

### 3）穿孔

穿孔が起こりやすい部位は十二指腸第一部前壁，胃小彎から前壁，小腸の腸間膜付着対側，S状結腸，直腸上部である．

表5 横隔膜の高さの評価基準

| 横隔膜の高さ | 推定病態 |
|---|---|
| 左第5肋骨の高さ，右第4肋骨の高さ | 正常 |
| 左第5肋骨，右第4肋骨より下位 | 胸腔内の容積が増加する病態（肺気腫，胸水） |
| 左第5肋骨，右第4肋骨より上位 | 腹腔内の容積の増加（腹水貯留，鼓腸）<br>胸腔内の容積の極度の減少（肺葉切除，無気肺，気胸） |

表6 腹部臓器の評価項目

| 評価項目 | 注意すべき点 |
|---|---|
| 虫垂の位置 | 癒着の有無，切除術施行の有無，位置 |
| 穿孔 | 胃小彎，十二指腸球部前壁，小腸腸間膜付着対側が特に穿孔しやすい |
| 鼓腸 | 小腸，大腸の鼓腸の有無 |
| 虚血性変化 | 腸管壁・漿膜面の色調変化・性状 |
| 手術後の線維性癒着 | 切除された部位，吻合部位，再建法 |
| 漿膜面の性状 | 癌の腹膜播種，化膿性腹膜炎 |
| Douglas窩（男性では直腸膀胱窩） | 表面の性状，転移の有無 |
| 小骨盤臓器 | 卵巣・子宮の大きさおよび位置 |

## 4）肝臓下縁の位置

肝臓が腫大し季肋下に見えるようになった場合は，正中線上では剣状突起下何cmか，右乳腺上季肋下何cmか記録する．

正常では剣状突起下，季肋下には露出しない．

## 5）横隔膜の高さ

横隔膜の高さは，右側では横隔膜下面と肝臓の間に手を挿入し，肋骨または肋間の何番目に相当しているか評価する．左側では横隔膜下面と胃・脾臓の間に挿入して評価する．

第1肋骨は鎖骨の直下に位置するので，胸壁において触れることができるのは第2肋骨以下である．第2肋骨は胸骨角に相当するので，これも一つの目安になる（表5）．

## 6）腹腔内臓器の観察

大網を腹部前面から持ち上げ，腹腔内臓器が見える状態にして全体を観察する（表6）．

（新井冨生）

# III 所見の取り方の基本と鑑別疾患

# 3 心臓

## はじめに

心臓の病理解剖診断においては，肉眼所見が要である．特に，先天性心疾患の症例においては肉眼診断が主となり，組織所見は補助的な役割となる．この項では，解剖学的に正常な構造を有する成人の心臓，その疾患について述べる．先天性疾患については他の専門書を参照されたい．

## 1 正常の心臓と各部位の名称

心臓の外形の観察を行うことで，解剖学的に正常な心臓かある程度推測することが可能である．大動脈と肺動脈との位置関係，右心耳，左心耳の形態が有用な指標となる（図1）．大動脈は肺動脈の後方，右側に位置する．左心耳は楔形をしており，右心耳は親指を曲げたような形を呈する．これらの所見に異常がある場合は先天性心疾患を鑑別に挙げる必要がある．また，解剖学的に正常な心臓でも，加齢に伴う変化も認められる[1]（表1）．

心臓は2心房2心室よりなる．右心房には上大静脈と下大静脈が流入する（図2）．大中小心臓静脈の血流は右心房内の冠状静脈洞に開口する．発生学的な背景から，右心房では弁様構造を伴うことも多く，下大静脈にはEustachian valve，下大静脈から上大静脈，分界稜（crista terminalis）にかけてはChiari's network（図3），冠状静脈洞の入り口にはThebesian valve（図4）が認められることがある．上大静脈基部には右心耳があり，上大静脈と右心房との境界線

表1 加齢に伴い認められる形態変化

リポフスチン沈着の増加（brown heart）
冠状動脈の蛇行
心内膜の線維化・肥厚
弁輪の拡張
S字状心室中隔
心内膜下への脂肪沈着
心筋内への脂肪浸潤
弁における変化
　弁尖の肥厚
　半月弁結節
　　　Arantius結節（大動脈弁）
　　　Morgagni結節（肺動脈弁）
　Lambl's excrescence（大動脈弁・僧帽弁・肺動脈弁）
　Hooding（僧帽弁）
　弁輪への石灰沈着（僧帽弁）

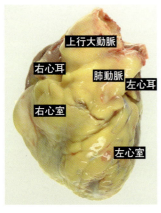

図1　心臓の外形
正常では大動脈は肺動脈の後方，右側に位置する．

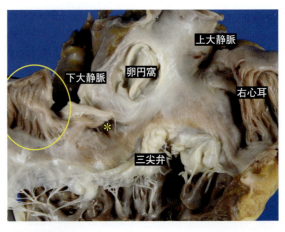

図2　右心房
右心房には上大静脈と下大静脈が流入し，大中小心臓静脈の血流が右心房内の冠状静脈洞（*）に開口する．右心房では櫛状筋の発達（円内）がみられる．

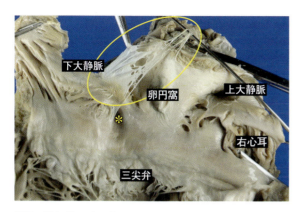

図3 Chiari's network
下大静脈から上大静脈, 分界稜 crista terminalis にかけて Chiari's network (円内の網目構造) と呼ばれる弁様構造を認める. ＊は冠状静脈洞.

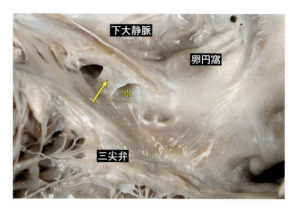

図4 Thebesian valve
冠状静脈洞 (＊) の入り口には Thebesian valve (矢印) が認められることがある.

である sulcus terminalis (右心房分界溝) と右心耳の前稜が交わる付近には洞房結節が存在する. 右心房は櫛状筋が発達しているのがその特徴であり, 心内膜は左心房に比べ薄い. 右心房は心房中隔により左心房と隔てられており, 心房中隔には卵円窩がみられる. 卵円窩がスリット状に開存したままのものを卵円孔開存といい, 90歳代でも約20％に開存が認められる[1].

三尖弁は前尖, 中隔尖, 後尖よりなる. 三尖弁中隔尖の腱索が乳頭筋だけでなく心室中隔にも直接結合することが三尖弁の特徴である. 左心室と異なり右室側の心室中隔には肉柱が発達している. 右室流出路を経て肺動脈に連なる. 肺動脈弁は3弁の半月弁よりなる. 三尖弁と肺動脈弁に連続性は認められない (図5).

左心房には4本の肺静脈が流入する. 左心房の心内膜は右心房に比べ厚く平らで, 左心耳を除き櫛状筋の発達は認められない (図6). 僧帽弁は前尖, 後尖よりなる. 僧帽弁前尖は半月型を呈する. 僧帽弁腱索は前乳頭筋, 後乳頭筋に結合する. 左室心室中隔には肉柱は目立たず, 右室と比し平らである. 僧帽弁輪と大動脈弁輪は連続しており, その連続する部位は aorto-mitral continuity と呼ばれる. 大動脈弁は通常3弁の半月弁よりなる (図7). 加齢に伴い, 弁尖は透明性を欠くようになり, また Lambl's excrescence や石灰沈着を認めるようになる. 弁尖の有窓化 fenestration は成人では比較的よく認められる変

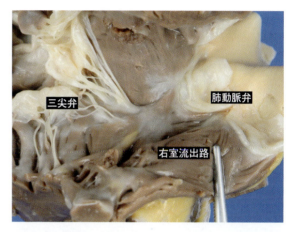

図5 右室流出路
三尖弁と肺動脈弁には連続性を認めないことが特徴である (図7と対比).

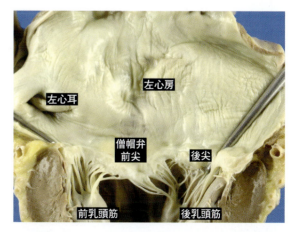

図6 左心房
左心房の心内膜は平滑で右心房より厚く, 左心耳を除き櫛状筋の発達は認めない. 僧帽弁は前尖, 後尖より, 僧帽弁腱索は前乳頭筋, 後乳頭筋に結合する.

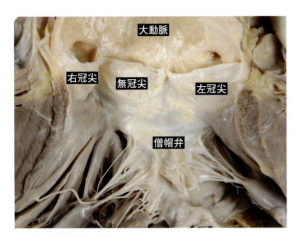

図7　大動脈弁
大動脈弁は3弁の半月弁よりなる．僧帽弁輪と大動脈弁輪は連続する(aorto-mitral continuity)．

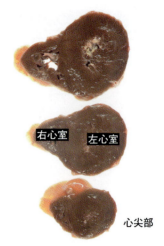

図8　心臓の短軸像
ホルマリン固定前の撮影(図10と同症例)．高齢者ではリポフスチン沈着のため心割断面が茶褐色を呈することがある．

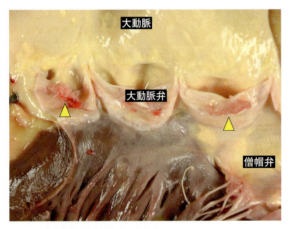

図9　非細菌性血栓性心内膜炎(NBTE)
ホルマリン固定前の大動脈弁．弁尖にフィブリン塊の付着(矢頭)を認める．担癌患者，特に腺癌の患者で認められることが多い．

化である．右左Valsalva洞にはそれぞれ右冠状動脈，左冠状動脈の入口部が存在する．

　右冠状動脈は大動脈の前方，右寄りに位置する右Valsalva洞から起始し，右心耳の下方を右回りに走行し，右心室後面に向かう．左冠状動脈は大動脈の左方寄りに位置する左Valsalva洞から起始し，左室心尖部に向かう前下行枝と，左心室の後壁に向かう回旋枝に分かれる．

## 2　標準的なマクロ写真の撮り方

　切り出しを行う前に心臓の外形の写真撮影を行う．ここでは心室を短軸で，心室基部および心房を血流に沿って切開した場合の例を示す(図8)．心室の短軸断面の撮影はホルマリン固定前，固定後ともに行うことが望ましい．弁の撮影はホルマリン固定後に行うことが多いが，弁に疣贅等の所見がある場合はホルマリン固定前にも撮影を行ったほうがよい．例えば，非細菌性血栓性心内膜炎nonbacterial thrombotic endocarditis(NBTE)は弁尖に付着したフィブリン塊である(図9)ため，固定等の操作の中で弁より剥がれ落ち，固定後に観察できないことがある．固定後に弁の撮影を行う際，タコ糸や鉗子等を使用すると全体像をうまく撮影することができる．

## 3　心臓の重さ

　心臓は，他の臓器(肝臓や脾臓)とは異なり，加齢に伴い重量が変化しないという特徴をもつ[3]．心疾患の併存がある場合は重量の増加が，低栄養(がん悪液質など)を伴う場合は重量の減少が認められる．男性の心重量は女性のそれに比べ重い．男性では

表2 高齢者における正常心の計測値（東京都健康長寿医療センター解剖例）（文献2，3より）

| | | 男　性 | 女　性 |
|---|---|---|---|
| 心重量 | | 342.0±89.9 g | 312.3±83.0 g |
| 弁輪周径 | 三尖弁 | 102±10 mm | 97±9 mm |
| | 肺動脈弁 | 70±8 mm | 67±7 mm |
| | 僧帽弁 | 86±8 mm | 81±11 mm |
| | 大動脈弁 | 76±6 mm | 70±7 mm |
| 弁の厚さ | 三尖弁 | 0.9±0.5 mm | 0.9±0.4 mm |
| | 肺動脈弁 | 0.5±0.3 mm | 0.4±0.3 mm |
| | 僧帽弁 | 1.3±0.5 mm | 1.3±0.6 mm |
| | 大動脈弁 | 0.8±0.5 mm | 1.1±0.6 mm |

400 g以上，女性では350 g以上あれば心重量増加と判断する．身長から標準心重量を計算することも可能である．表2に標準重量を示した．

## 4　各部位の計測

各弁の弁輪径，左心室，右心室，心室中隔の厚さの計測を行う．成人における正常壁厚は，左室壁0.8～1.2 cm，右室壁0.3～0.5 cmである[4]．心室中隔壁厚は左室壁の1.3倍未満が正常である[4]．表2に高齢者における弁径の標準値を示した．

## 5　所見の取り方の手順

心臓の病理診断においては，肉眼診断が特に重要である．解剖学的に正常な心臓では，心室は短軸像で，心房は血流に沿って割を入れ，所見を取るのがよい．一方，先天性心疾患等では，血流に沿って割を入れた方が所見をより詳しく評価できることもある．また心臓外科手術，インターベンションの既往のある症例では，解剖前に臨床所見や画像などの情報を得ておくことが重要である．

解剖学的に正常な心臓であると推測される場合，心臓の所見は次の手順で行う．

まず外形の観察を行う．心外膜の線維化や癒着，心外膜炎の有無，心外膜脂肪組織の増減等の観察を行う．高齢者や担癌患者では，心外膜脂肪組織の膠様変性や，冠状動脈の蛇行が認められる（図10）．また前述したように大血管の位置関係，心耳の形態を観察することも重要である．

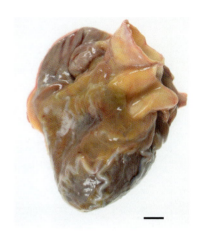

図10　萎縮心
心重量は167 gと高度に低下している．
心外膜脂肪組織の膠様変性を示し，冠状動脈は蛇行している．

血流に沿った観察（右心房→三尖弁→右心室→肺動脈弁→左心房→僧帽弁→大動脈弁）を行うと所見の取り忘れを防ぐことができる．チェックリストを作成し，確認するのもよい．東京都健康長寿医療センターで40年にわたり使用してきたチェックリストを図11に示す．

弁疾患は臨床的には狭窄症，逆流症に大きく分類される．弁疾患の診断は肉眼診断が主であり，組織診断はその補助的な役割となることが多い．逆流症では，弁尖の形態に加え，弁輪の拡張の有無や，逆流に伴う心内膜の線維化肥厚（jet lesion）の評価も重要である．病変の広がりも重要であり，複数の弁に病変が認められる場合はリウマチ性弁疾患（post-inflammatory valvular disease）や感染性心内膜炎な

```
            心臓病理所見チェック・メモ

   Y-            , Name：              , M   F, Age：       yrs
         Heart Weight：           Gm, Coronary Artery：exam（－，＋）
         Pericardium：Fat；O ＋ ＃ ＃, Soldier's Patch；－ ＋ ＃, Pericarditis；－ ＋,
         Ascend. Aorta：Sclerosis；mild mod severe（ulcer, calc）, Aneurysm；－ ＋
         Coronary Ostium：RCO；norm double stenotic high, LCO；norm stenotic high
         Aortic Valve：thickening；－ ＋ ＃（R, N, L）, commiss fuse；－ ＋（R-N N-L L-R）
            commiss separation；－ ＋（RN NL LR）commiss down；－ ＋, Fenster；－ ＋（R N L）
            Lambl；－ ＋（R N L）, Valsalva sinus；calc － ＋（R N L）, Cusp down；－ ＋（R N L）
            Verrucae, － ＋, Valvular Disease；AS；－ ＋, AR；－ ＋（jet lesion － ＋）
         LA：dilated；－ ＋ ＃ ＃, EFE；－ ＋ ＃, Amyloid deposit；－ ＋ ＃,
            Thrombus；－ ＋, LA band；－ ＋
         LV：dilated；－ ＋ ＃ ＃, hypertrophy；－ ＋ ＃, MI；－ ＋（OMI, AMI）
            Thrombus；－ ＋, FT；－ ＋ ＃, Septal shoulder；bulge － ＋
         Mitral Valve：thickening － ＋ ＃（A, P）, Prolapse － ＋ ＃（A, P）, MRC － ＋ ＃
            verrucae；－ ＋, Valvular Disease；MS；－ ＋, MR；－ ＋（jet lesion － ＋）
         RA：dilated；－ ＋ ＃ ＃, EFE；－ ＋ ＃, Amyloid deposit；－ ＋ ＃, IASF；－ ＋ ＃,
            IASAn；－ ＋, PFO － ＋（ADS － ＋）, Chiari's network － ＋, ACT － ＋, Thrombus；－ ＋
         Tricuspid Valve：thickening － ＋ ＃（S, A, P）, Prolapse － ＋ ＃（S, A, P）
            verrucae；－ ＋, Valvular Disease；TS；－ ＋, TR；－ ＋（jet lesion － ＋）
         RV：dilated；－ ＋ ＃ ＃, hypertrophy；－ ＋ ＃ ＃
         Pulmonary Valve：thickening；－ ＋ ＃（R, L, A）, Fenster；－ ＋（R, L, A）, Cusp down；－ ＋
            verrucae；－ ＋, Valvular Disease；PS；－ ＋, PR；－ ＋（jet lesion － ＋）
         Pulmonary Artery：atheroma；－ ＋ ＃ ＃
         Transverse Sections：brown；－ ＋ ＃ ＃, fat；－ ＋ ＃, fibrosis；－ ＋ ＃ ＃, OMI, AMI,
                              meta；－ ＋, abscess；－ ＋

            COMMENTS：


                                                    Date：
                                                    Sign：            M. D.
```

図11　心臓病理所見チェックリスト（東京都健康長寿医療センターによる）

どが鑑別に挙がる[5]．リウマチ性弁疾患では，びまん性の弁肥厚，弁交連の癒合が特徴的で，房室弁では腱索の肥厚や短縮も伴う（**図12**）．

右心房では，右房拡張の有無，心内膜の性状，血栓の有無（特に右心耳内），卵円孔の開存の有無を確認する．高齢者では心内膜直下のアミロイド沈着が，飴色の細かな斑点として認められることがある．冠状静脈洞が著明に拡張しているときは，三尖弁逆

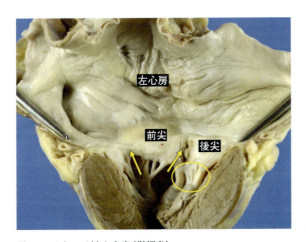

図12 リウマチ性心疾患（僧帽弁）
弁交連の癒合（矢印），腱索の肥厚・短縮（円内）が認められる．左心房は高度に拡張を示す．リウマチ熱の既往を確認する．

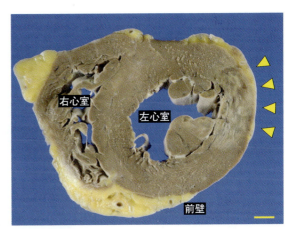

図13 心筋梗塞（側壁）
急性心筋梗塞発症後数日の症例．矢頭で示した心筋は貧血調，まだらで，小出血もある．bar＝1 cm．

流，左上大静脈遺残，肺静脈還流異常などの有無を確認する．

　三尖弁では，弁輪拡張の有無，弁の厚さ，疣贅の有無，弁交連の癒合の有無，腱索の性状を確認する．

　右心室では，拡張・肥大の有無，心内膜の変化を観察し，右心室の壁厚を計測する．心室壁の計測部位は文献によりばらつきがあるが，房室弁もしくは半月弁から心尖部側の1〜2 cmの部位で行うのが標準的である．右室壁の計測は，流入路および流出路にて行う．計測の際は，壁厚に肉柱や乳頭筋を含めない．短軸断面や右心室，流入，流出路の割面で，心筋の観察を行い，線維化や脂肪浸潤，脂肪線維化の有無を評価する．心内膜下への脂肪沈着や心外膜からの脂肪浸潤は高齢者ではよく認められる変化であるので異常所見としないように注意する．右室流出路の心筋の観察は忘れがちである．特に心筋が広範に脂肪線維化で置換され右心室の著明な拡張や瘤形成を伴っていた場合は，不整脈原性右室心筋症arrhythmogenic right ventricular cardiomyopathy（ARVC）が鑑別に挙がる．

　肺動脈弁では，弁輪拡張の有無，弁尖の数，弁の性状，疣贅の有無，Lambl's excrescenceや弁尖のfenestrationの有無の確認を行う．肺動脈幹では粥腫や脂肪線条の有無を確認する．

　左心房では，拡張の有無，心内膜の性状，血栓の有無（特に左心耳内）を確認する．右心房同様，高齢者では心内膜直下のアミロイド沈着がみられることがある．

　僧帽弁では，弁の厚さ，疣贅の有無，弁交連の癒合の有無，腱索の肥大・断裂の有無について確認する．高齢者では弁輪の石灰化を認めることも稀ではない．僧帽弁狭窄症はその多くがリウマチ性弁疾患である．僧帽弁逆流症の原因は僧帽弁逸脱症，乳頭筋や腱索の断裂，リウマチ性，感染性心内膜炎など多岐にわたり，また左室拡張に伴う機能的な逆流症が原因となることもある[5]．

　左心室では，拡張・肥大の有無，心内膜の変化を観察する．左室壁，心室中隔の壁厚を計測する．左室壁の計測の際にも，乳頭筋や肉柱は壁厚に含めないことに注意する．左心室の短軸断面では，乳頭筋の断面を含め，心筋の性状（壊死，出血，線維化など）の観察を注意深く行う（図13）．高齢者の左室流出路では，S字状中隔sigmoid septumの有無も確認する．

　大動脈弁では弁尖の数，弁輪拡張の有無，弁の性状，弁の肥厚・石灰沈着の有無，疣贅の有無，Lambl's excrescenceや弁尖のfenestrationの有無の確認を行う．大動脈弁は通常三尖からなる．二尖弁は全人口の0.5〜1.4％に認められ，大動脈弁逆流症や大動脈弁狭窄症を起こしうる[5]．二尖弁による大動脈

心臓　47

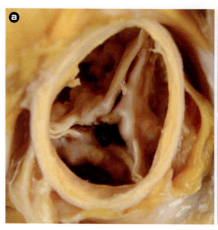
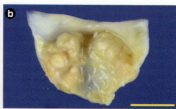
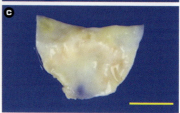

図14　石灰化大動脈弁狭窄症
a：大動脈側から観察した石灰化大動脈弁狭窄症の解剖例．Valsalva洞への高度石灰化結節の沈着や弁尖の線維性肥厚が認められ，弁口は狭窄している．b，c：石灰化大動脈弁狭窄症の手術例．弁尖のValsalva洞側（b）には，結節状の石灰沈着が認められる．

図15　冠状動脈の評価
冠状動脈の評価は，冠状動脈の走行に沿って，約5mm幅でスライス（赤線）し，断面を観察することによって行う．

弁狭窄症は40〜50代と比較的若年で認められることが多い．石灰沈着は弁尖のValsalva洞側に認められることが多く，石灰沈着の程度や，弁尖の線維化肥厚の程度を重ねて評価する．

大動脈弁狭窄症は，先天性（二尖弁など），変性性（石灰化大動脈弁狭窄症もしくは加齢性大動脈弁狭窄症），リウマチ性などがある．高度の石灰化大動脈弁狭窄症では，Valsalva洞側の弁尖側に結節状の石灰沈着，弁尖の線維化肥厚が認められ（図14），弁の開閉を妨げているのが肉眼で観察できる[5]．また弁の開閉部に指を通すと，狭窄度が確認できる．僧帽弁輪石灰化を合併していることもあるので，僧帽弁の評価も再度行うとよい．

大動脈弁逆流症は，弁尖の病変のほか，大動脈の病変（Marfan症候群など）が原因（4〜7％）となることもある．弁尖の病変には，感染性心内膜炎，リウマチ性弁疾患，二尖弁，粘液腫様変性が挙げられる[5]．

大動脈弁観察時は，右冠状動脈，左冠状動脈の入口部の位置および狭窄の程度についても観察を行う．

冠状動脈は，動脈壁を5mm幅でスライスして断面を観察する（図15）．内腔の狭窄率を％で示すとよい．石灰化が高度な場合には，冠状動脈を周囲の脂肪組織ごとに切り出し，脱灰操作をした後にスライスをすると石灰化によるアーチファクトを防ぐことができる．

（関　敦子，千田宏司）

◆　文　献　◆

1) Seki, A., et al.：Age-related cardiovascular changes and diseases. Buja, L.M., et al.(eds.)：Cardiovascular Pathology, 4th ed., Academic Press, 2016, 57-83
2) Chida, K., et al.：A morphological study of the normally aging heart. Cardiovasc Pathol 1994, **3**：1-7
3) Sawabe, M., et al.：Standard organ weights among elderly Japanese who died in hospital, including 50 centenarians. Pathol Int 2006, **56**：315-323
4) Maleszewski, J.J., et al.：Anatomic considerations and examination of cardiovascular specimens. Buja, L.M., et al.(eds.)：Cardiovascular Pathology, 4th ed., Academic Press, 2016, 1-56
5) Fishbein, G.A., et al.：Pathology of the Mediastinum, Cambridge University Press, 2014, 285-316

# III 所見の取り方の基本と鑑別疾患

# 4 肺（喉頭・気管を含む）

## 1 正常の肺構造

　肺は左右一対の実質臓器であり，表面は胸膜（臓側胸膜）により被覆される．左肺は上葉・下葉の二葉に，右肺は上葉・中葉・下葉の三葉に分けられ，各肺葉は葉気管支の走行に対応する．肺葉はさらに，区域気管支の分岐に対応して左では8個の，右では10個の肺区域に区分される（図1）．

　大きさは左肺に比べ右肺がやや大きい．欧米の成書によると重量は男性で左右計850 g程度，女性で750 g程度とされる[1]が，本邦における実際の病理解剖データを「Ⅷ．臓器重量の年齢変化」の項に示したので参考にされたい．

　肉眼的に，正常の肺実質は灰白色ないし淡赤色の色調を呈し，軟らかく均一なスポンジ様の性状を示す．微細な観察では，小葉間隔壁によって分画され，中心に細気管支および気管支動脈を有する多面体小葉（二次小葉）構造が確認できる（図2）．

## 2 肺摘出後の処理・写真の撮り方

　肺はその実質の構造上，摘出後の未処理の状態では肉眼的評価が難しい場合がある．当施設における，肺摘出後の検体処理および肉眼観察の大まかな手順を図3に示す．

　摘出された肺は通常，陽圧により虚脱し無気肺様となっており，そのままの状態では適切な割入れや病変の評価は困難である．肺を摘出した後は直ちに

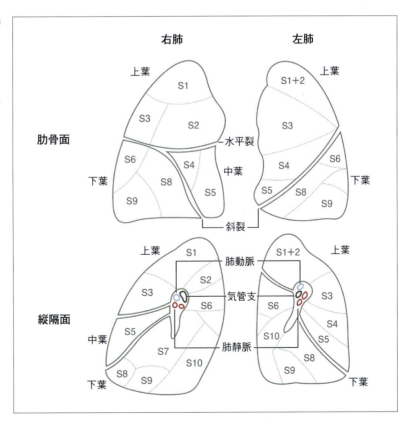

図1　肺区域の名称（文献2より）

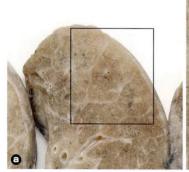
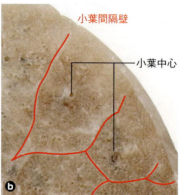

図2 正常の肺（固定後）
中心に細気管支および肺動脈を有し，周囲を小葉間隔壁に囲まれた小葉が確認できる．
小葉中心にはごく軽度の炭粉沈着を認める．

図3 肺の処理および観察手順

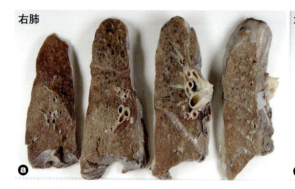
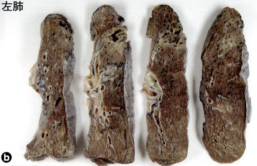

図4 肺割面の撮影（固定後）
前額面でスライスを作製．両肺とも，前方の切片を内側に，後方の切片を外側に配置している．

気管支へのホルマリン液注入および検体のホルマリン槽への浸漬を行い，伸展させた状態で1〜2時間程度固定する．その後，解剖の終盤に固定槽から半固定状態の肺を取り出して割入れし観察を行っている．解剖終了後は再びホルマリン液に浸漬し，数日の固定ののち必要に応じて新たに割を加え，詳細な肉眼観察および切り出しを行う．

なお，重量測定，含気状態や気管支内容の評価など，固定により評価が困難となりうる事項については，固定前に観察を行っておく必要がある．培養など，生検体の採取についても同様である．

割入れにあたっては，画像データとの対比が可能な割面を作製することが望ましい．当施設では通常，胸部X線画像との対比を考え前額断面のスライスを作製している（図4）が，CT画像との比較を目的として横断面のスライスを作製する場合もある．前額断面でのスライスを作製する場合は，前額面とほぼ平行に走行するB9気管支にゾンデを挿入し，割入れの方向の指標とするとよい（図5）．

## 3 所見の取り方の手順〈開胸〜固定前〉

開胸後はまず，肺の体積に注目する．正常では，胸腔を開放すると肺は陽圧により虚脱し，背側へと沈下する．開胸時にこの沈下が認められない場合，窒息や喘息重積などによる気道閉塞を伴っている可

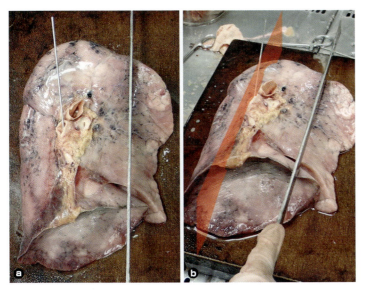

図5 肺の割入れ
B9にゾンデを挿入し，それに平行に割を入れる．

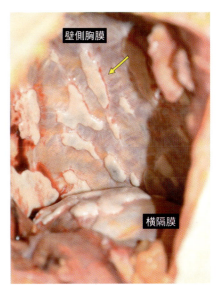

図6 胸膜プラーク
石綿曝露歴あり．壁側胸膜に白色調の扁平隆起がみられる（矢印）．

表1 肉眼観察上注意すべき点と記載項目

| 胸膜面 | 全体の構造 | 分葉異常の有無，含気の状態 |
|---|---|---|
| | 胸膜面の性状 | 胸膜の色調，癒着の有無，胸膜混濁・肥厚の有無，腫瘍の有無，凹凸，硬さ |
| 肺門部 | 気管支 | 拡張の有無，粘膜の状態（出血・びらん等），内容物（喀痰，血液，粘液）の有無 |
| | 血管（肺動脈・肺静脈） | 内容物（血栓など）の有無 |
| | リンパ節 | 腫大の有無 |
| 割　面 | 気管支・血管 | （肺門部での観察に準ずる） |
| | 肺実質 | 全体の色調，含気の程度，硬さ，炭粉沈着の有無，気腫性変化（巣状型／小葉中心型）の有無，腫瘍の有無，炎症性病変の有無 |

能性がある．

　また，開胸の際は胸水の有無・性状・量を記録しておく．血管切離時の出血により性状評価が困難になる場合があるため，性状の確認は肋骨および胸鎖関節の切離前に行うことが望ましい．

　胸膜癒着の有無については肺の摘出時に評価する．アスベスト曝露歴のある症例では胸膜に白色のプラークをみる場合がある（図6）．

　肺の摘出後は肺門部を観察し，気管支および血管内容物の有無を確認する．一見して明らかな内容物が認められなくても，肺を圧迫することで断端より内容物が圧出される場合がある．

　肺重量は気腔内の液体貯留や占拠性病変の存在などにより増大する．重量測定と同じタイミングで，必要に応じ生検体や培養検体の採取を行う．

## 4 所見の取り方の手順〈固定後〉

　他の臓器と同様，外表および割面の観察を行い，所見を記録する（表1）．

　肺割面の観察においては，外見の変化だけでなく，肺実質の硬さを評価することが重要である．肺の硬さは腫瘍をはじめ炎症，器質化・線維化など様々な病態で増大するため，肉眼的に病変が不明瞭であっても指圧することで病変を認識できる場合がある．

　個々の病態についての詳細は成書に譲る．本項では観察の要点および日常診療で比較的高頻度に遭遇する疾患を紹介するにとどめる．

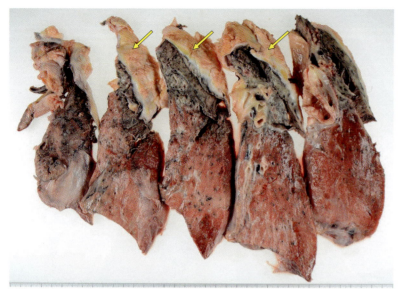

図7 胸膜癒着
陳旧性胸膜炎による胸膜癒着．壁側胸膜（矢印）の付着をみる．

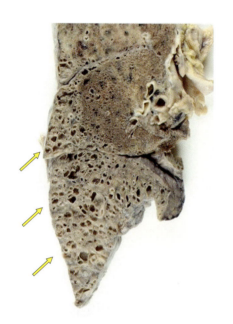

図8 蜂巣肺（固定後）
下葉背側を主体に壁の線維性肥厚を伴った気腔の嚢胞状拡張がみられる（矢印）．

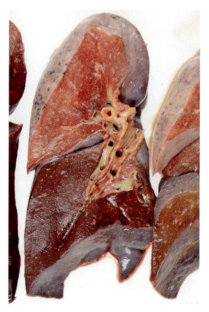

図9 肺うっ血（半固定後）
下葉において肺実質は暗赤色調を呈する．

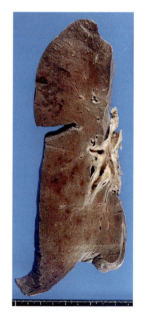

図10 出血（半固定後）
びまん性に暗赤色調を呈する．

## 1）外表の観察

　全体の構造を観察したのち，胸膜面および肺門部の評価を行う．

　胸膜面では胸膜の性状や硬さ，色調などについて記載する．癒着を伴う肺の胸膜面は不整であり，癒着が高度な場合は壁側胸膜組織の付着をみることがある（図7）．蜂巣肺では線維化のため硬度は増大し，胸膜は凹凸を伴う（図8）．

## 2）割面の観察

　割面の観察においては肺実質の観察が重要である．限局性の病変については，病変の分布の観察が鑑別の一助となる（表2）．

・浮腫（水腫）を伴う肺の割面は気腔内に透明ないし淡赤色の液体を含み，割面の指圧により浸出液の

表2　肺割面の肉眼所見

| 所見 | 説明 |
|---|---|
| 浮腫（水腫） | 割面はみずみずしく，気腔内に淡明ないし淡赤色の液体を含む． |
| うっ血・出血 | 割面は暗赤色〜褐色調を呈する．気腔内に血液の充満をみる． |
| びまん性肺胞傷害 | 割面は硬く粗いスポンジ状を呈する． |
| 気管支肺炎 | 病変は白色調・境界不明瞭でやや硬く触れる．細気管支を中心に限局性にみられ，癒合を伴う場合もある． |
| 肺結核 | 白色乾酪様の結節を形成．陳旧化した病変ではしばしば石灰化を伴う． |
| 粟粒結核 | 肺全葉に多数の粟粒状結節病変をみる． |
| 腺癌 | 末梢に発生するものが多い．胸膜陥入を伴う． |
| 扁平上皮癌 | 中枢側に好発．しばしば空洞の形成がみられる． |
| 悪性中皮腫 | 不整かつびまん性の胸膜肥厚を示す． |
| 転移性肺癌 | 多くは多発性．癌性リンパ管症や癌性胸膜炎を伴う場合もある． |
| 癌性リンパ管症 | 血管・気管支周囲の間質や小葉間間質が肥厚し，白色・線状の像を呈する． |
| 肺梗塞 | 血栓を頂点とした三角形（円錐形）の出血・壊死を認める． |
| 肺気腫 | 組織構造の破壊を伴った気腔の拡張．細気管支の破壊が目立つ小葉中心型，末梢の肺胞を主座とする巣状型，変化が小葉全体に及ぶ汎小葉型に分類される． |

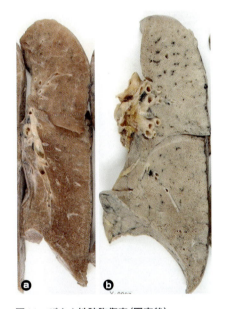

図11　びまん性肺胞傷害（固定後）
a：ほぼ正常の肺．b：びまん性肺胞傷害を伴う肺．肉眼的に肺実質の含気は低下し，目の粗いスポンジ様の像を呈する．硬度は増大し，指先で触れると粘稠な液の浸出がみられる．

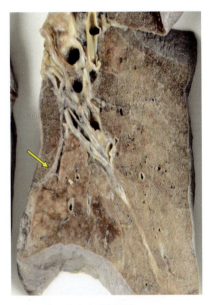

図12　気管支肺炎（固定後）
癒合を伴った白色巣状の病変を認める（矢印）．周囲には出血がみられる．

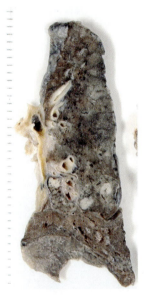

図13　肺結核（固定後）
白色調の乾酪（チーズ）様結節を多数認める．

漏出を認める．うっ血や出血がある場合，肺実質は暗色調を呈することが多い（図9，10）．びまん性肺胞傷害を伴う肺は硬度を増し，指腹でなぞると粘稠な浸出液を触れる（図11）．
・炎症性病変について，気管支肺炎の病巣は小葉区域に対応した分布を示す（図12）．肺結核の好発部位は肺尖部（S1，S2）や下葉S6とされるが，経気道的に生じた病変が小葉中心性にみられるのに対し，血行性撒布によって生じる粟粒結核の病巣は肺全体に分布し，小葉構造との関連はみられない（図13）．
・腫瘍性病変については，小細胞癌や扁平上皮癌（図

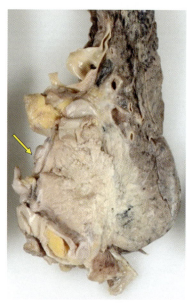

図14　扁平上皮癌（固定後）
左肺下葉に境界不明瞭な白色充実性病変を認める（矢印）．

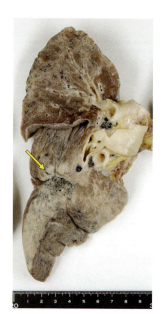

図15　腺癌（固定後）
胸膜直下の白色充実性病変（矢印）．胸膜のひきつれを伴う．

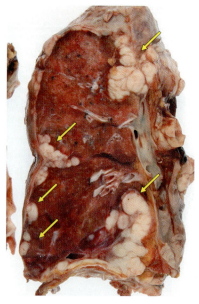

図16　悪性中皮腫（固定前）
肺胸膜面に沿った増殖を示す（矢印）．

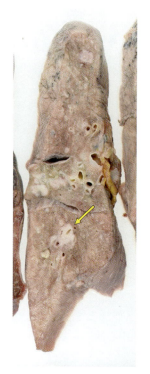

図17　転移性肺癌（固定前）
腎癌多発転移症例．上葉・下葉に多数の白色結節を認める．癌性リンパ管症（矢印）を伴う．

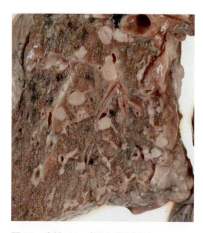

図18　癌性リンパ管症（固定後）
前立腺癌転移症例．気管支周囲・小葉間隔壁のリンパ路に沿って分布する白色充実性病変を認める．

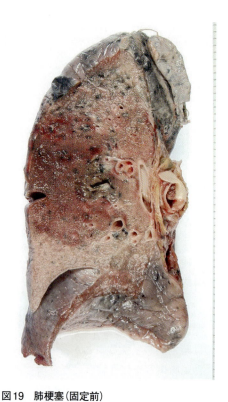

図19　肺梗塞（固定前）
中〜上葉末梢側に領域性の色調変化を認める．右肺動脈において，中葉枝から本幹へと連続する血栓塞栓が認められた．

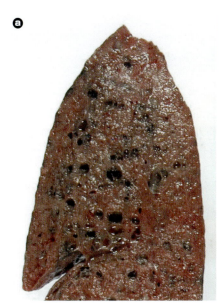
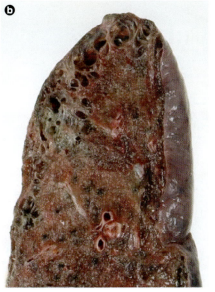
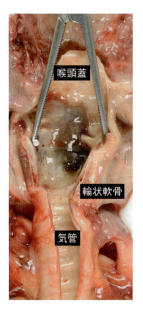

図20　肺気腫
小葉中心型(**a**)と巣状型(**b**)．いずれも半固定後．

図21　喉頭・気管の観察

14)が中枢側優位に認められるのに対し，腺癌は末梢側に好発する(**図15**)．悪性中皮腫は胸膜に沿ったびまん性の増殖を示す(**図16**)．病変が散在性に多発する場合は転移性肺癌を疑う(**図17**)．癌性リンパ管症では気管支周囲や胸膜のリンパ路に沿った分布がみられる(**図18**)．

- その他，末梢優位の分布を示す代表的な疾患として肺梗塞が挙げられる(**図19**)．炭粉沈着は喫煙者の肺においては高頻度に認められ，沈着の主座は小葉中心領域である(**図2**)．
- 慢性肺気腫は呼吸細気管支以下の構造破壊を伴った不可逆的な気腔の拡大であり，汎小葉型，小葉中心型および巣状型に分類される．小葉中心型は上葉に多く，気腔の拡張は炭粉沈着部に一致してみられることが多い．巣状型は主として瘢痕の部にみられる(**図20**)．

## 5　喉頭・気管の観察

　喉頭・気管を観察する際は，輪状軟骨および気管の後壁を正中で切開し，輪状軟骨を押し開いて内腔を観察する(**図21**)．肺割面の観察と同様，内容物の有無および粘膜の状態について評価を行う．

〈柿﨑元恒〉

### ◆　文　献　◆

1) Travis, W. E., et al.：Non-Neoplastic Disorders of the Lower Respiratory Tract, Armed Forces Institute of Pathology, Washington, DC, 2002, 5
2) 山中　晃 ほか：肺病理アトラス，文光堂，1985

# III 所見の取り方の基本と鑑別疾患

# 5 口腔・咽頭

## 1 正常の口腔・咽頭と各部位の名称

　口腔から咽頭は,消化管および気道の入口であり,呼吸・飲食に関する機能を有する.口腔は前方を口唇,下方を舌前方2/3とそれに続く口腔底粘膜,上方は口蓋,外方を頬粘膜により囲まれ,後方は中咽頭へと続く.さらに口腔は上下歯槽堤および歯列弓の外側を口腔前庭,内側を固有口腔とに分ける(図1a).

　咽頭は,鼻腔後方から軟口蓋・口蓋垂までが上咽頭,口腔後方から喉頭蓋前面までが中咽頭,喉頭蓋谷底から下方,輪状軟骨下縁までが下咽頭に分類され,食道に続く[1](図1b).中咽頭にはWaldeyer咽頭輪と呼ばれる扁桃組織(舌扁桃,口蓋扁桃,咽頭側索,咽頭扁桃)がほぼ全周性に取り巻いている[2].

　大唾液腺は耳下腺,顎下腺,舌下腺である.通常は顎下腺・舌下腺が採取されるが,顎下腺を標本とすることが多い.

## 2 標準的なマクロ写真の撮り方

　通常,口腔は下顎の固有口腔のみが中・下咽頭とともに縦隔臓器に連続して摘出される.切開は後壁で行い,切開後に後方から写真撮影を行う(図2).

## 3 口腔・咽頭・唾液腺の重さ

　口腔・咽頭では重量を計測することは通常ない.

## 4 所見の取り方の手順

　通常の病理解剖では口腔および咽頭の全体を摘出しないため,残される口腔前庭部や上咽頭を観察し必要に応じて検体を採取する.頭頸部癌は重複癌を発生しやすく[3],頭頸部内,食道,肺癌との合併が多い.特に男性の下咽頭癌,中咽頭癌,口腔癌では食道癌の発生リスクが高い[4].

　摘出された頸部臓器では,粘膜に腫瘍,白斑,紅斑,水疱,潰瘍などがないか観察する.特に舌側縁,舌根部扁桃周囲,下咽頭梨状陥凹などは口腔・咽頭

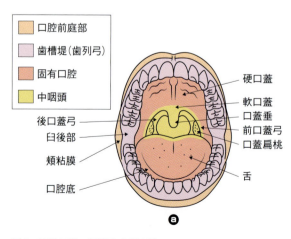
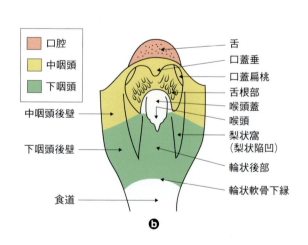

図1　正常口腔・咽頭の各部名称
a:口腔内,b:摘出頸部臓器の後面像.

癌の好発部位である．また，口腔領域には他部位の癌や血液腫瘍の浸潤・転移を生じることがある．口腔・咽頭粘膜には皮膚疾患である扁平苔癬，多形紅斑，天疱瘡，類天疱瘡の波及をみることがあり，全身性出血傾向のある場合は口腔粘膜にも点状出血を生じることがある．

（相田順子）

◆ 文 献 ◆

1) 相田順子 ほか：下咽頭・頸部食道の組織学的特徴．消内視鏡2016, **28**：11-18
2) 鍋島一樹：解剖学・組織学・発生学．森永正二郎ほか(編), 腫瘍病理鑑別診断アトラス 頭頸部腫瘍II，文光堂，2015, 2-7
3) 日本頭頸部学会(編)：頭頸部癌診療ガイドライン2018年版．金原出版，2017, 82-83
4) 中溝宗永 ほか：頭頸部癌における重複癌と喫煙飲酒歴—人年法による解析—．日耳鼻 1993, **96**：1501-1509

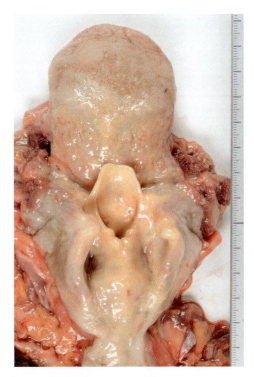

**図2 口腔・咽頭の標準写真撮影**
口蓋垂〜中咽頭後壁にかけて取り除いてある．舌の外側に顎下腺組織がみえる．

# III 所見の取り方の基本と鑑別疾患

# 6 食道・胃

## 1 食道

### 1）食道の正常構造と名称

食道は，頸部食道，胸部食道，腹部食道に分類される[1]．胸部食道はさらに上部，中部，下部に亜分類される．周囲組織から剥離して食道のみを採取した場合は詳細な区分は同定しがたい．しかし，病理解剖時，気管支など周囲組織との関係が明らかな場合は，胸部上部・胸部中部・胸部下部の分類も可能である．

### 2）標準的なマクロ写真の撮り方

病変がない場合，食道のマクロ写真を撮影しないことも多い．写真を撮る場合は，粘膜面をよく伸展して撮影する（図1）．小さな浅い潰瘍や静脈瘤などがみられた場合は，拡大して撮影しておく（図2）．また，腫瘍においては割面の写真が重要となる場合がある（図3）．

### 3）所見の取り方

食道は長軸に沿って開いて板に張り付けて固定する．解剖時における食道は，粘膜面を観察するとと

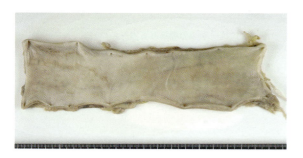

図1 食道の正常像（固定後）
著変のみられない食道では粘膜面は平滑である．

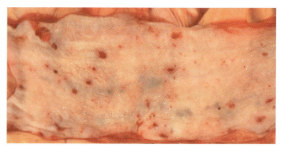

図2 食道の多発する小びらん
単純ヘルペスウイルスや水痘帯状疱疹ウイルスの感染症では小びらんが多発する．

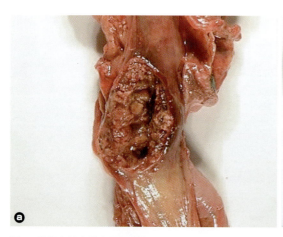

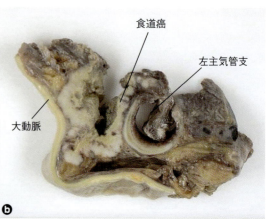

図3 胸部中部食道癌の肉眼像
a：食道を切開した状態での食道癌の肉眼像である．b：気管支のレベルで横断すると，腫瘍が周囲組織にどの程度浸潤しているかがよくわかる．病理解剖ではこのように周囲浸潤の検索が重要となる．

表1 食道の観察

| 観察部位 | 所見と病的意義 |
|---|---|
| 粘膜 | 潰瘍：小潰瘍が多発している場合，単純ヘルペス感染のことが多い．また，稀に水痘帯状疱疹ウイルス感染症も同様のびらんを形成する（図2）．<br>炎症：逆流性食道炎．<br>静脈瘤：肝硬変の場合に，食道静脈瘤が下部食道にみられる．<br>腫瘍：食道癌（図3）をはじめ，悪性黒色腫，gastrointestinal stromal tumor（GIST）などが発生する．詳細については外科病理の教科書を参照．<br>破裂：胸部下部食道の下端に起こりやすい．<br>出血：出血傾向にある種々の病態で生じる． |
| 壁 | 腫瘍：食道下部を中心に平滑筋腫がみられる．頻度は低いが食道にもGISTも発生する． |
| 外膜 | 周囲組織との境である外膜には，縦隔の状態を反映する．腫瘍の直接浸潤，炎症の波及，出血傾向などがみられる． |

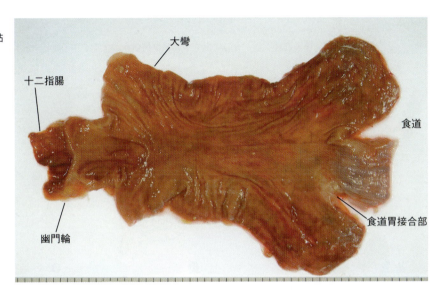

図4 胃を切開した像（未固定）
通常は大彎に沿って胃を切開し，粘膜をよく広げた状態で写真を撮る．

もに，外膜側，壁の厚さなど全体的に観察する（**表1**）．

## 2 胃

### 1）正常構造と名称

胃は**図4**に示すとおり，食道胃接合部から始まり幽門輪までの臓器である．解剖例では胃の形が保たれていない場合もあるので，胃癌取扱い規約の分類に則り，小彎・大彎を3等分して，口側から上部，中部，下部とするのが簡便である[2]．

### 2）標準的なマクロ写真の撮り方

外科的切除された胃と同様に，大彎に病変がない場合は大彎に沿って切開し，展開した状態で粘膜面の写真を撮影する（**図4**）．必要に応じて漿膜面や拡大像を撮影する．

### 3）所見の取り方

表2に示す．

（新井冨生）

### ◆ 文　献 ◆

1) 日本食道学会（編）：食道癌取扱い規約，第11版，金原出版，2015
2) 日本胃癌学会（編）：胃癌取扱い規約，第15版，金原出版，2017
3) 江崎行芳 ほか：老年者の胃粘膜—「無病変胃」の病理解剖学的検討—．日老医誌 1997, **34**：114-119
4) Kawanowa, K., et al.：High incidence of microscopic gastrointestinal stromal tumors in the stomach. Hum Pathol 2006, **37**：1527-1535

表2　胃の観察

| 観察部位 | 所見と臨床的意義など |
|---|---|
| 胃の全体の形態 | 拡張：胃内容物貯留による拡張の場合は，内容物を別の容器に移して，その性状と量を記録する．<br>手術後：幽門側胃切除術の術式が最も多い．可能であれば解剖執刀前に再建方法（Billroth Ⅰ法，Billroth Ⅱ法，Roux-en-Y法など）を確認する（図5）．確認できなかった場合は，どの再建法かを慎重に見極めながら腸管を切離する必要がある．<br>胃瘻造設後：胃体部前壁大彎近傍に造設される．<br>スキルス胃癌（図6）：胃の収縮と胃壁の肥厚がみられる．粘膜面に原発巣と推定される陥凹性病変をみつける．解剖例での胃癌は非切除のことも多い． |
| 粘膜面 | 萎縮状態：粘膜襞の状態をみて，粘膜の萎縮状態を推測する．胃底腺がよく保たれている場合は皺襞がよくみえる．一方，粘膜萎縮が進行している場合は，平坦な粘膜面を呈する．胃底腺の萎縮は加齢による変化ではなく，H. pylori 感染や病的状態により萎縮する[3]．<br>出血：出血傾向を反映してよくみられる．<br>潰瘍（図7）あるいは潰瘍瘢痕：瘢痕化した場合は皺襞の集中像とともに変形を伴うことがある．解剖時の胃潰瘍には，消化性潰瘍のほか，NSAIDsなどによる薬剤性潰瘍，ストレスによる潰瘍など多彩である．<br>穿孔：胃幽門部前壁の潰瘍部に穿孔がみられることがある．<br>腫瘍：外科病理の教科書を参照． |
| 壁 | GIST，平滑筋腫：約1/3の症例で小結節状腫瘍が胃上部を中心に偶発的にみられる[4]． |

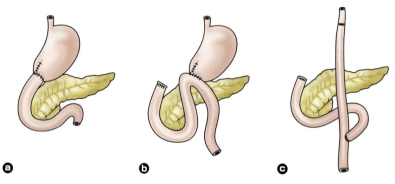

図5　胃切除術の再建法
幽門側胃切除術の再建としてBillroth Ⅰ法（a），Billroth Ⅱ法（b）が，胃全摘術の再建としてRoux-en-Y再建法（c）が一般的に行われる．病理解剖前に確認できない場合は，どの再建法かを考えながら小腸を切離しないと後で同定が困難になる．

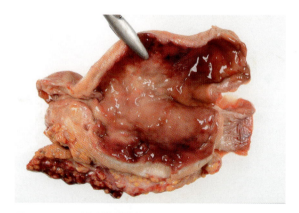

図6　スキルス胃癌の肉眼像
解剖例ではこのように進行したスキルス胃癌をみることがある．胃は収縮し，壁が全体的に肥厚している．

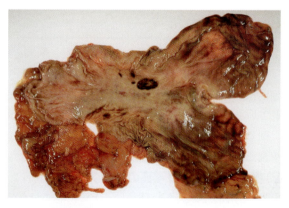

図7　胃潰瘍の肉眼像
胃中部小彎やや前壁よりに潰瘍形成がみられる．

# III 所見の取り方の基本と鑑別疾患

# 7 小腸・大腸

## 1 小腸

小腸は十二指腸，空腸，回腸から構成される．十二指腸と空腸の境界はTreitz靱帯の部位であるが，空腸（口側約2/5）と回腸（肛門側約3/5）の境界は必ずしも明瞭ではない．病理解剖では通常Treitz靱帯に相当する部位で小腸は切離されるので，十二指腸と空腸・回腸に分けて観察する．

### 1）十二指腸

#### （1）正常の十二指腸と各部位の名称

十二指腸は長さ25～30 cmの管腔臓器で，C字型に膵頭部を取り囲み，上部，下行部，水平部，上行部から構成される（図1）．病理解剖では十二指腸は膵と一緒に採取されることが多い．十二指腸下行部には大乳頭（Vater乳頭）が存在し，膵管・総胆管から膵液・胆汁が腸管内に流入する．

#### （2）標準的な写真の撮り方

十二指腸は，膵臓の前面と一緒に撮影することが多い（図2）．潰瘍や穿孔が認められた場合，その部位を肉眼所見として記録しておくとよい．

#### （3）所見の取り方（表1）

十二指腸は上部，下行部に病変が多い．粘膜面を

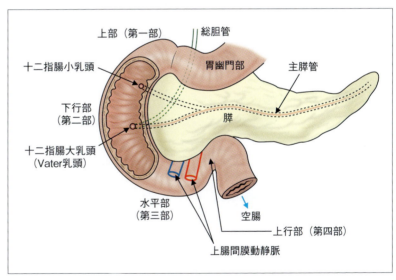

図1　十二指腸・膵の全体像

---

**コラム**

小腸は長さ6～7 mの臓器であるにもかかわらず病変の少ない臓器である．小腸は栄養分吸収という生物にとって必須の機能を有し，他の消化管に比べ進化の過程で最も初期に登場した臓器である．実際，最も原始的な多細胞動物であるヒドラなどの腔腸動物でさえも小腸に相当する腸管は存在する．理由はまだ十分明らかにされていないが，小腸に癌の発生が少ないのも進化の初期段階からホメオスタシスが保たれる機能が十分備わっていたからなのかもしれない．

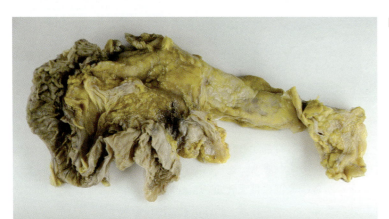

図2 十二指腸の肉眼像

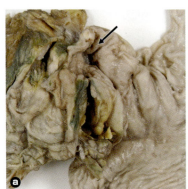
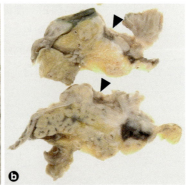

図3 十二指腸潰瘍穿通の肉眼像
**a**：十二指腸上部に深掘れの潰瘍(矢印)を認める．
**b**：割面では膵頭部に穿通(矢頭)しているのがわかる．

表1 十二指腸の所見の取り方

| 病　変 | 想定される病態など |
|---|---|
| 潰瘍・穿孔(穿通)(図3) | 十二指腸潰瘍，消化性潰瘍 |
| 傍乳頭憩室 | 傍乳頭憩室症 |
| 粘膜出血 | 出血傾向 |
| 腫瘤形成 | 十二指腸癌，GIST，胃癌・膵癌の直接浸潤など |

観察して，潰瘍，出血の広がりを記載する．特に上部は潰瘍がみられることがあるので，切離するときにも事前に潰瘍の有無を確認することが必要である．上部前壁の潰瘍は時に穿孔することがある．乳頭付近には傍乳頭憩室がみられることがある．無症状のことも多いが，憩室が胆管や膵管を圧迫することによって閉塞性黄疸が生じることもあり，この場合は傍乳頭憩室症という．

## 2)空腸・回腸・腸間膜
### (1)正常の空腸・回腸・腸間膜と各部位の名称
空腸(口側約2/5)と回腸(肛門側約3/5)の境界は必ずしも明瞭ではない．肉眼的にはKerckring襞は空腸のほうが明瞭であり，Peyer板は回腸のほうが明瞭である．

### (2)標準的な写真の撮り方
空腸・回腸をルーチンで写真を撮っている施設は少ないと思われる．癌性腹膜炎や癒着性腹膜炎の場合は*in vivo*の状態で，取り出す前に写真を撮影す

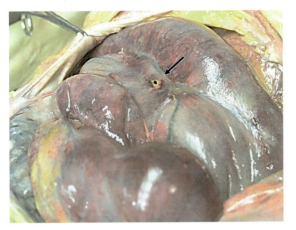

図4 小腸穿孔による腹膜炎
小腸に穿孔(矢印)がみられ，その周囲は腹膜炎により小腸が相互に癒着している．

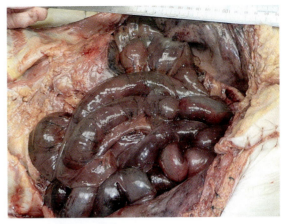

図5 小腸の虚血性変化
小腸の漿膜面が暗赤色調を呈し，虚血性腸炎と考えられる．壁側腹膜にも出血を伴う．

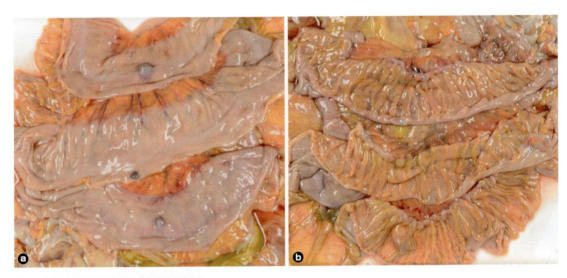

図6 小腸の漿膜下小結節性病変の肉眼像
a：小腸の漿膜下に小結節性病変が数個散在する．b：同一部位の粘膜面からはこの結節性病変は認識できない．

るとよい(図4，5)．病変がある場合はその部位を適切に提示することを念頭に構図を考え撮影する．必要に応じて，粘膜面，漿膜面を撮影する(図6)．また，腸間膜に病変がある場合，必要に応じて割面の写真も撮影する．

### (3)所見の取り方

粘膜面，漿膜面全体を観察するとともに，腸間膜にも注意して観察する．解剖時に小腸で観察すべき所見は表2のとおりである．

## 2 大 腸

### 1)正常の大腸と各部位の名称

大腸は大きく結腸と直腸に分類される．また，脾彎曲部を境にして，それより口側を右側(または近位)大腸，肛門側を左側(遠位)大腸と称することもある．結腸と直腸はがん統計で別々に記載されているように，疾患によっては区別して考える必要がある．結腸は上行，横行，下行，S状の各部位から構成される(図12)．直腸は直腸S状部と直腸に分類さ

表2 空腸・回腸・腸間膜の所見の取り方

| 病　変 | 想定される病態など |
|---|---|
| 粘膜出血 | 出血傾向を示す種々の疾患 |
| 潰瘍 | 潰瘍の形状：円形，縦走，輪状 |
|  | 部位：腸間膜付着側，腸間膜付着側対側，規則性なし |
|  | 数：単発性，多発性 |
| 穿孔（図4） | 虚血性腸炎，憩室破裂 |
| 虚血性変化・腸管壊死（図5, 7, 8） | 循環不全，上腸間膜動脈血栓塞栓症，非閉塞性腸管虚血，絞扼性イレウスによる虚血性変化など |
| 上腸間膜動脈閉塞（図9） | 上腸間膜動脈血栓塞栓症 |
| 憩室 | Meckel憩室：回盲弁から約1m以内の回腸 |
|  | 後天的憩室：腸間膜付着側 |
| 腫瘍（図10） | 癌腫，カルチノイド（NET），リンパ腫，GIST，転移性腫瘍 |
| 炎症 | 種々の炎症が起こりうる． |
| 腸管気腫症（図11） | *Clostridium perfringens* の感染により腸管気腫症 pneumatosis intestinalis cystoides）がみられることがある． |
| 腸間膜リンパ節腫脹 | 種々の悪性腫瘍の転移あるいは悪性リンパ腫 |

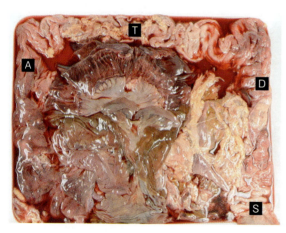

図7　虚血性腸炎の肉眼像
回腸から上行結腸にかけて腸管壁が暗赤色調を呈し，回腸では粘膜面に虚血性変化が目立つ．A：上行結腸，T：横行結腸，D：下行結腸，S：S状結腸．

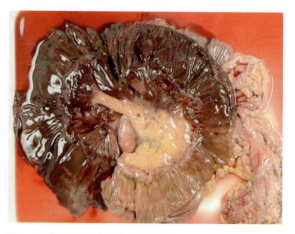

図8　区域性を示す小腸の虚血性変化
絞扼性イレウスによる虚血性変化が高度であり，境界が比較的明瞭である．

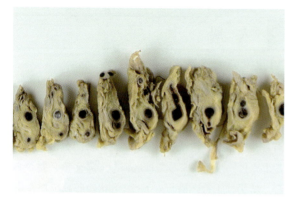

図9　上腸間膜動脈血栓塞栓症

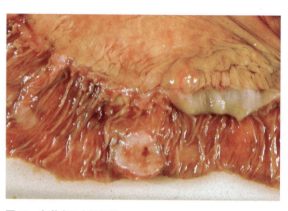

図10　食道癌の小腸転移

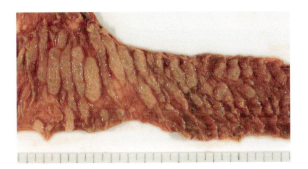

図11 小腸の腸管気腫症
粘膜層・粘膜下層に気腫が生じ，襞が腫大し泡状の気体が透けてみえる．

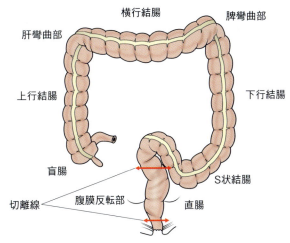

図12 大腸の各部位の名称

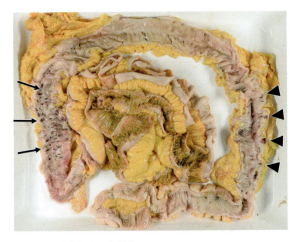

図13 大腸憩室症の全体像
小腸，大腸を大きなバットの中に生体内の位置に合わせて置き，写真に撮る．上行結腸（矢印）と下行結腸（矢頭）に憩室を多数認める．

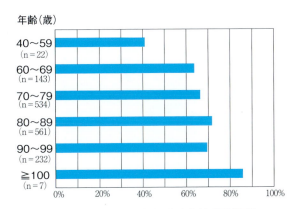

図14 解剖例における大腸腺腫の有病率（年齢階級別）
東京都健康長寿医療センター連続解剖例1,499例（1995年1月〜2003年3月，男性802例，女性697例；年齢：46〜104歳，中央値 80歳）を解析した．1,499例中1,023例（68.3%）に腺腫を認め，加齢とともに腺腫を有する比率が有意に増加した（P＜0.05）．

れるが，腹膜反転部を境界にして，直腸はさらに上部直腸と下部直腸に分類される．

開腹時，大腸と小腸は結腸紐を指標として区別するとよい．

## 2）標準的な大腸の写真の撮り方

大腸は病変のない場合，ルーチンで写真撮影をしていない施設が大部分である．大腸癌のような場合は，手術検体と同様に病変部を中心に粘膜面（必要に応じて漿膜面）を撮影する．虚血性腸炎，腸梗塞のように病変部が広範囲にわたる場合は，大きなバットに生体内と同様に並べて写真撮影するとよい

（図13）．

## 3）所見の取り方（表3）

大腸の所見の取り方は基本的に小腸と同様であるが，大腸では腫瘍（腺癌，腺腫），憩室，虚血性変化がより高頻度に認められ，その有病率は比較的高い．高齢者では大腸腺腫は解剖例の68％（男性71％，女性65％）に認められ，有病率は加齢とともに増加する（図14）．憩室（図15）は高齢者では約1/3の症例に認められる．欧米に比べ本邦では右側結腸憩室症が多いといわれているが，実際右側結腸にみられる憩室の有病率は約20％であり，加齢による頻度に

表3　大腸の所見の取り方

| 病　変 | 想定される病態など |
|---|---|
| 粘膜出血 | 出血傾向を示す種々の疾患 |
| 憩室（図13，15） | Meckel憩室：回盲弁から約1m以内の回腸 |
|  | 後天的憩室：結腸紐間 |
| 虚血性変化（図17） | 腸間膜動脈血栓塞栓症 |
| 腸管壊死（図18） | 絞扼性イレウス，腸捻転，上腸間膜動脈血栓塞栓症，非閉塞性腸管虚血，種々の循環不全 |
| 穿孔（図18） | 腫瘍・憩室・虚血の関連，宿便性潰瘍（特に高齢者） |
| 腫瘍 | 腺癌・腺腫（詳細は外科病理学の教科書参照） |
|  | 回盲部には悪性リンパ腫の好発部位 |
| 炎症 | 細菌性腸炎，ウイルス性腸炎 |

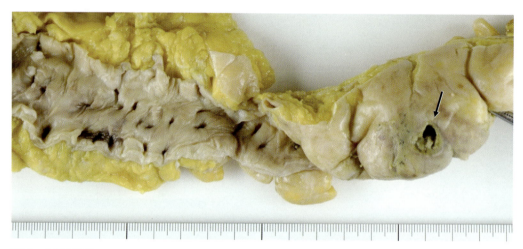

図15　大腸憩室症
憩室は結腸紐間に生じるので3列に縦走する様式で分布する．本症例では憩室の一つが穿孔（矢印）を示す．

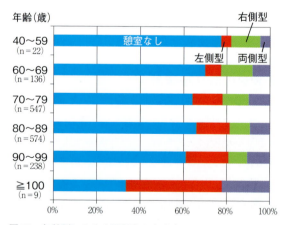

図16　年齢別にみた大腸憩室の有病率
右側結腸の憩室は年齢変化に乏しく約20％にみられるが，左側の憩室は加齢とともに増加する．（文献1より改変）

変化はみられない[1]．しかし，下行結腸・S状結腸を中心とした左側大腸にみられる憩室は加齢とともに増加する（図16）．

大腸癌の所見の取り方は外科切除例と同様であるので，ここでは割愛する．ただし，解剖例で注意すべき点は，非切除例で周囲に直接浸潤を示す場合，病理学的にも他臓器への浸潤を適切に診断することである．理解しやすい割面を作製し，標本用に切り出すことが重要である．

虚血性変化も小腸と同様にみられる．結腸紐の上の粘膜面は血流の関係から虚血に最も陥りやすい部位なので，結腸紐に沿って縦走する潰瘍を認めた場合は，虚血性変化を考える（図17）．S状結腸は軸捻

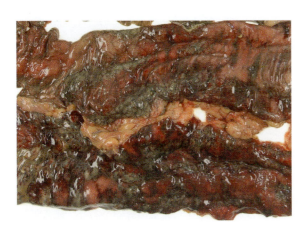

図17　大腸縦走潰瘍（虚血性変化）
粘膜の発赤とともに，縦走潰瘍を認める．

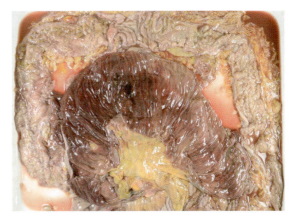

図18　S状結腸穿孔
S状結腸は他の結腸に比べ，拡張，粘膜の発赤がみられる．中央の暗赤色調の部位で穿孔していた．

転，拡張，穿孔が起こりやすい部位である．大腸穿孔が疑われた場合は，S状結腸を注意深く観察することが必要である（図18）．

（新井冨生）

◆　文　献　◆

1) 新井冨生ほか：高齢者非腫瘍性疾患の特徴　非腫瘍性消化管疾患の病理学的特徴．胃と腸 2012, **47**：1789-1801

# III 所見の取り方の基本と鑑別疾患

# 8 肝胆道系（胆囊を含む）

## 1 正常構造と取り扱い方

　肝臓は右季肋部に位置する消化器の中で最大重量の臓器である．肝臓は4葉より成り立ち，左葉と右葉は鎌状靱帯によって分けられる．肝下面に方形葉と尾状葉があり，尾状葉は門脈と下大静脈の間にある．肝門部では胆管が前方そして右側に位置し，動脈は左側に，静脈は後方に位置する．肝門部から門脈，動脈，胆管，リンパ管，神経がGlisson鞘被膜に包まれて肝内に入り，門脈域を構成する．

　肝臓は胆囊窩と肝上部の下大静脈を結ぶ線により左葉，右葉に分けられる．左葉の内側区域，外側区域，右葉の前区域と後区域，尾状葉とあわせて5区域に大別される．Couinaudの区域分類では8つの亜区域に分類される．

　解剖時には，肝臓，胆囊はともに摘出する．胆囊に漿膜面から縦切開を行い，底部から体部，頸部，そして胆囊管へと切開し，胆汁や胆石を観察する．

　肝の重量と大きさを計測し，外表の状態の記載を行う（**表1**）．形，肝表の変化の観察後に，切開し，割面を観察する．

　肝臓は脳に匹敵する重量の臓器であり，成人では1,200〜1,500gに達するが，加齢とともに萎縮し，肝重量は減少する（**図1a，b**）．また，body mass index（BMI）と肝重量は相関し（**図1c，d**），体重の約2%が肝重量である．肝臓は大きいため，解剖時にスライスして速やかに固定する．固定時には切片がねじれないように底が水平なホルマリン槽に静かに置くとよい．解剖時には，通常，肝臓を冠状断にて3〜5スライスすることが多い．肝門部から肝表面をめがけた割を中心として写真撮影やサンプル採取を行う．特殊な症例では凍結保存やアルコール固定を行う．

　また，胆囊，胆管の粘膜は，自己融解が進みやす

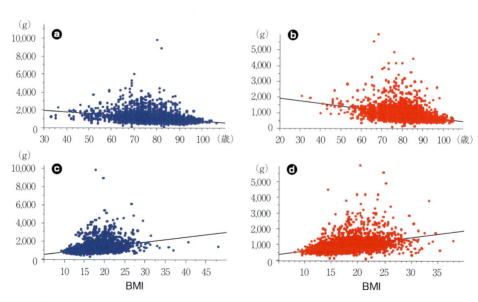

図1　東京都健康長寿医療センター解剖例（男性3,839名，平均78.3歳，女性3,441名，平均81.1歳）における肝重量
　　**a**：男性における年齢との関連．**b**：女性における年齢との関連．**c**：男性におけるBMIとの関連．**d**：女性におけるBMIとの関連．

表1 肝臓の主な肉眼所見と疾患

| 形 | 肝腫大 | 肝左葉下縁が丸みを帯び，鈍化 |
|---|---|---|
| | 肝萎縮 | 肝左葉下縁が鋭になり表面の皺が増える |
| | 　全体 | 　褐色萎縮 |
| | 　右葉の萎縮 | 　肝硬変 |
| | 　肝被膜下 | 　門脈循環障害 |
| | 　限局性 | 　胆管/門脈閉塞 |
| | 東洋溝 | 肝表面の深い溝 |
| | 分葉肝 | 梅毒 |
| 表面 | ジャガイモ肝 | 肝表面のでこぼこ |
| | 顆粒状 | 肝硬変 |
| 割面 | にくずく肝 | うっ血 |
| | 再生結節 | 大結節型 |
| | | 小結節型 |
| | | 混合結節型 |
| 色調 | 緑黄色 | 黄疸 |
| | 鉄錆色 | 鉄沈着 |
| | 黄色調 | 脂肪沈着 |
| 硬度 | 硬化 | 肝硬変 |
| | 軟化 | 広範性肝壊死 |
| 囊胞性変化 | | 非腫瘍性囊胞 |
| | | 腫瘍性囊胞 |
| 結節性病変 | | 肝細胞癌 |
| | | 胆管癌 |
| | | 転移性肝癌 |
| 血管病変 | 凝固壊死 | ショック肝 |
| | 門脈血栓・閉塞 | 領域性のうっ血と萎縮(Zahnの梗塞) |

いため，切開して速やかに固定する．必要な場合には胆囊をコルク板に貼り付け，粘膜面を平らにする．

## 2 非腫瘍性肝疾患

　肝細胞は，循環障害，化学物質，代謝異常，胆汁うっ滞，免疫学的機序，および感染症により傷害を受ける[1]．全身性ショックや門脈血栓塞栓症，肝動脈閉塞は，肝血流の流入系の異常をきたし，ショック肝や虚血/再灌流障害を生じる．うっ血性心不全や肝静脈系圧排では流出系の異常をきたし，うっ血肝(にくずく肝 Nutmeg liver)を生じる(図2a)．

　肝細胞は全身性の脂肪，糖，タンパク質の代謝異常や固有の代謝性疾患に関連して傷害を受ける．胆汁うっ滞では，肝細胞内や毛細胆管内に胆汁がうっ滞し，肝臓は緑色調を呈する(図2b)．胆汁うっ滞の原因には，胆石，腫瘍，薬剤性，原発性硬化性胆管炎，原発性胆汁性肝硬変などがある．

　肝細胞内に脂肪沈着をきたす脂肪肝では，肝臓は黄色調を呈する(図2c)．広義では組織学的に5〜30％以上の肝細胞に脂肪化を認めることが脂肪肝診断の一つの目安となっている．アルコール性脂肪肝では小滴性脂肪沈着が小葉中心性に生じる．

　全身性の感染症に関連して肝障害をきたす．化膿性の炎症では，肝膿瘍の形成や血管の破綻による血腫形成を認める(図2d)．敗血症では，肝内に多数の肝膿瘍を認める(図2e)．サイトメガロウイルス，ヘルペスウイルス，水痘帯状疱疹ウイルス等には，細胞傷害性があり，肝細胞に感染し肝細胞傷害をきたす(図2f)．

　肝指向性ウイルスであるA，B，C型肝炎ウイルスには直接的な肝細胞傷害作用はほとんどないが，抗原を認識する細胞傷害性T細胞が感染肝細胞を傷害し，急性・慢性肝炎をきたす．

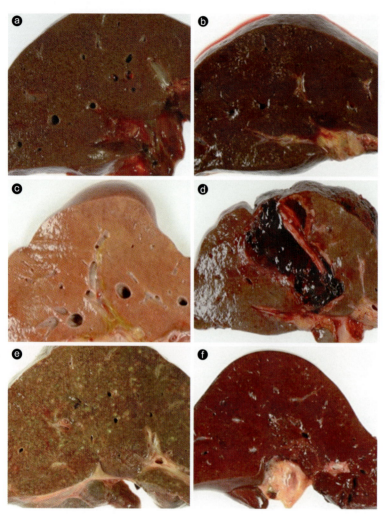

**図2 非腫瘍性肝疾患**
**a**：うっ血，にくずく肝(1,186 g).
**b**：胆汁うっ滞(1,256 g).
**c**：脂肪肝(1,599 g).
**d**：化膿性胆管炎による血腫(1,286 g).
**e**：敗血症による肝膿瘍(1,535 g).
**f**：水痘帯状疱疹ウイルス感染による肝出血(1,472 g).

　肝細胞が慢性に持続的に傷害され，脱落し，肝細胞の不完全な再生が進行すると肝硬変をきたす(**図3**)．肝硬変の原因として，慢性ウイルス肝炎，アルコール性肝疾患，胆汁うっ滞が代表的である．WHO分類では，再生結節の直径が3 mm以下を小結節性肝硬変(**図3a**)，3 mm以上を大結節性肝硬変(**図3b**)，様々な大きさの差異性結節が混在するものを混合結節型肝硬変とする．

　病理解剖症例では，死戦期の高度の循環不全や代謝異常を反映し，肝臓に様々な程度の障害像を認めることがほとんどである．原疾患によるものか，合併症によるものか，治療に伴う薬剤性の障害によるものかを組織像だけで鑑別することは困難であり，背景の臨床情報を加味した診断が重要である．

## 3　腫瘍性肝胆道疾患

　肝臓に発生する悪性腫瘍のうち，最も多いのは肝細胞癌である．Eggelの分類では肉眼的に，結節型(**図4a**, 単結節型，単結節周囲増殖型，多結節癒合型，境界不明瞭型を含む)と塊状型(**図4b**)に分けられる．組織学的には，腫瘍細胞は肝細胞類似の像を示し，索状型，充実型，偽腺管型，硬化型がある．また，細胞と構造異型によって，高分化，中分化，低分化型に分け，さらに未分化癌を区別する．肝細胞癌では，肝内胆管癌や混合型肝癌，肝血管筋脂肪腫，転移性肝腫瘍との鑑別が必要となり，各種免疫染色が必要となる．

　肝臓は転移性腫瘍を最も高頻度に認める臓器であ

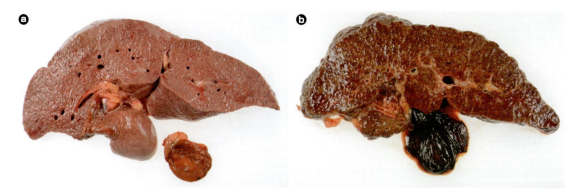

図3　肝硬変
**a**：小結節性肝硬変(2,321 g)．**b**：大結節性肝硬変(1,348 g)．

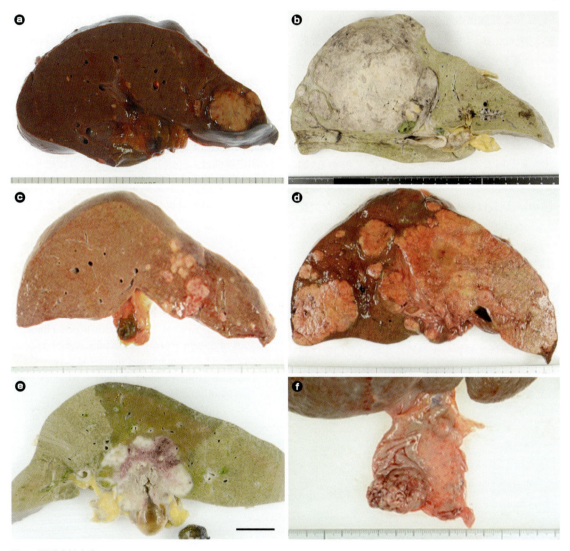

図4　肝腫瘍性疾患
**a**：肝細胞癌(1,132 g)．**b**：腫瘍破裂を伴う肝細胞癌(1,602 g)．**c**：膵癌の肝転移(991 g)．**d**：大腸癌の肝転移(4,988 g)．
**e**：肝内浸潤を伴う胆嚢癌(bar＝3 cm)(1,214 g)．**f**：胆嚢癌(878 g)．

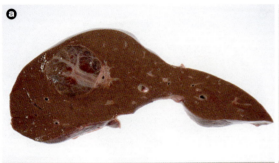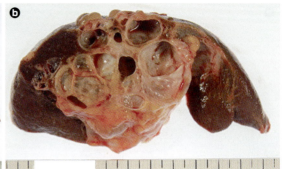

図5　肝嚢胞
a：単房性(970 g)．b：多房性(1,017 g)．

る[2]．転移性肝腫瘍の原発巣は，肺，胃，大腸，膵が多い(図4c，d)．原発性肝腫瘍と比べ，転移性肝腫瘍では多発病変を肝臓内に認めることが多い．しかし，肝細胞癌はしばしば同時性，異時性の多中心性発生を示すことに注意が必要である．

　胆嚢原発の悪性腫瘍では腺癌が最も多い．進行例では，胆嚢から肝臓内に浸潤性増殖を示し，原発部位が肝臓か胆嚢か鑑別困難となることがある(図4e)．早期の胆嚢癌では胆嚢内に隆起性病変を認める(図4f)．胆嚢は粘膜筋板を欠くため，小さな胆嚢癌であっても病理解剖にて遠隔転移が発見されることがある．

## 4　腫瘍類似病変と囊胞性病変

　良性の腫瘍類似病変として，限局性結節性過形成や結節性再生性過形成，過誤腫を比較的高頻度に認める．

　孤立性囊胞(図5a)や多発性囊胞(図5b)は，胆管内腔との交通性のない囊胞で，胆管上皮に覆われる．多囊胞肝の約半数は常染色体優性多発性囊胞腎に合併する．肝囊胞では，胆管内乳頭状腫瘍との鑑別が必要となる．

## おわりに

　病理解剖は，肝胆道系の障害と全身状態との関連を詳細に検討できる貴重な機会であり，病理解剖で得られた結果が将来の治療に貢献できることを期待する．

(松田陽子)

### ◆　文　献　◆

1) 中沼安二 ほか：肝臓病理テキスト，南江堂，2013
2) Matsuda, Y., et al.：Clinicopathological characteristics of distant metastases of adenocarcinoma, squamous cell carcinoma and urothelial carcinoma：An autopsy study of older Japanese patients. Geriatr Gerontol Int 2018, **18**：211-215

# III 所見の取り方の基本と鑑別疾患

# 9 膵臓

## はじめに

膵臓は，周囲脂肪組織との区別がつきづらく，解剖時に位置を把握して摘出するのが比較的難しい臓器である．また，膵臓の構造は解剖学的に複雑であるため，適切な肉眼観察と切り出しが必要である．さらに，適切な病理標本を作製するためには，速やかに固定し，膵液中の消化酵素による自己融解を防ぐことが重要である．膵臓の解剖に関する基本事項を理解すれば解剖時の負担はかなり軽減する[1,2]．

## 1 正常の膵臓と各部位の名称

膵臓は後腹膜臓器であり，腹腔側は漿膜に覆われ，背側は結合織により腹壁に固定されている．膵臓周囲の脂肪組織と大網や腹膜との区別がつかず，膵臓の同定が難しい場合がある．その際には，十二指腸，胃，脾臓のオリエンテーションをつけ，膵臓を同定する．膵臓は，胃の後方で，十二指腸下行部と脾臓の間に，横たわるように位置する．肉眼的に周囲組織との境界が不明瞭な場合には，脂肪組織内の膵臓を触知し，膵頭部から尾部まで確認する．確認できないと膵臓の一部を取り残すことが多い．

膵臓は，解剖学的に頭部，体部，尾部に分けられ，頭部と体部の境界は門脈の左側縁の位置であり，膵体部と膵尾部の境界は頭部を除いた尾側を2等分する線である(図1a)．膵頭部より尾側に突起した膵鉤部(鉤状突起)は膵頭部に含まれる．

## 2 マクロ像の撮影と観察

①膵臓，十二指腸の周囲の脂肪組織を切離し，前面(図1a)，後面(図1b)を撮影する．
②総胆管は，後面から長軸方向に切開し，総胆管周径の計測と総胆管の観察，胆石や合流異常の有無を確認する(図1b)．病変に応じ，主膵管を切開することもある．
③膵頭部，体部，尾部の部位の同定のために，門脈や上腸間膜動脈にゾンデを挿入し，確認することが望ましい(図1b)．その際に，閉塞や血栓，解離等の血管病変の有無を確認する．
④膵臓の外表からの観察では不十分であるため，メスにて数ヵ所に割を入れ，膵臓の割面像を観察する(図1c)．必要に応じ，固定前に凍結検体や細胞診検体を採取する．

## 3 固定

他臓器と比べ，膵臓では膵液中の消化酵素のため高度の自己融解が生じ，病理標本での観察が困難となる．特に死後長時間経過した解剖例では大きな問題となる．そのため，速やかで十分な固定が適切な病理標本作製に極めて重要である．我々は固定液注入を行っている．

①固定液注入法：注射器を用いてホルマリンやパラホルムアルデヒド等の固定液を注入し，速やかに固定する(図1d)．固定液を20 mLのシリンジに入れ，18ゲージ針にて，膵臓内に注入する．十分な固定液の注入が必要であり，膵臓の数ヵ所に約50 mLの固定液を注入する．その後，ホルマリン槽に浸漬する．固定液注入によって，病理標本上で問題となるような組織の破壊は生じない[3]．
②膵臓に割面を入れたり，病理標本作製用の検体を解剖時に切り出すことも，固定液が浸透されやすくなるため，有用である．

## 4 切り出し

十分な固定後に切り出しを行う．病変に応じて様々な切り出し方法を選択する必要があるが，我々

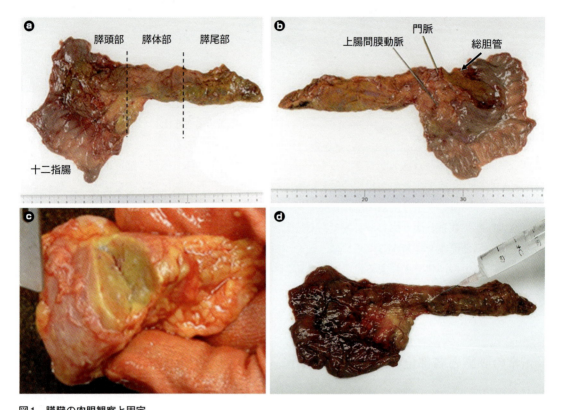

**図1　膵臓の肉眼観察と固定**
a：膵臓と十二指腸の前面の観察．b：膵臓と十二指腸の後面の観察．総胆管はVater乳頭部まで切開する．門脈，上腸間膜動脈にゾンデを挿入．c：メスで膵臓を切開し，割面を肉眼観察する．d：注射器を用いて，膵臓全体に固定液を注入し，固定する．

は通常，膵頭部はCT断，膵体尾部は主膵管垂直断にて切り出している．

① 膵頭部と体部の境で切離する．
② 膵頭部と十二指腸を十二指腸の短軸方向に5〜10 mmの厚さでスライスする．
③ 膵体尾部を主膵管に垂直に5〜10 mmの厚さでスライスする．

総胆管病変では総胆管に垂直に切り出す．Vater乳頭部病変では総胆管と主膵管の観察後に，切り出し方法を決定する．

顕微鏡で観察するときに，主膵管と分枝膵管，および総胆管の区別や，血管/神経叢の同定が困難であるため，切り出し時にこれら膵臓のメルクマールとなる部位を同定し，病変との位置関係を確認する．

## 5　病理解剖でみられる主な膵病変

### 1）急性膵炎

病理解剖で重度の急性膵炎が初めて発見されることがあり，自験例では184例中44例で急性膵炎像を認めた．膵臓には，膿瘍や出血，脂肪壊死を認め，サイトメガロウイルス（**図2a，b**）や水痘帯状疱疹ウイルス（**図2c，d**），細菌（**図2e，f**）の感染が確認される症例もある．また，膠原病や血管炎に伴う急性膵炎もみられる．心臓手術後の循環不全は，高頻度にショック膵をきたす．しかし，原因を同定できない症例が多くを占め，自験例では約8割の症例は特発性であった．急性膵炎は病変の広がりによって重症度を評価するため，肉眼的観察を十分に行うことが重要である．急性膵炎は，死因に関連する重篤な多臓器不全を惹起するが，生前に診断されていない症例が多いため，正確な病理診断と原因の同定は重

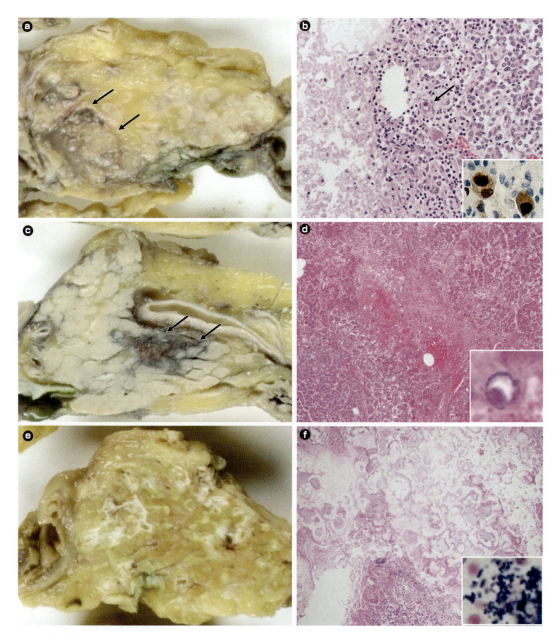

図2 急性膵炎
**a**：膵膿瘍．膵実質から周囲脂肪組織内に膿瘍形成を認める(矢印). **b**：膵実質の破壊と膿瘍形成を認める．核内封入体を認め(矢印)，免疫染色にてサイトメガロウイルスが確認された(inset). **c**：急性出血性膵炎．出血を認める(矢印). **d**：膵実質の破壊と出血を認める．核内封入体を認め(inset)，免疫染色にて水痘帯状疱疹ウイルスが確認された. **e**：急性壊死性膵炎．膵臓と周囲脂肪組織の境界は不明瞭で，不規則に白色調を呈する. **f**：膿瘍形成と膵実質の破壊，脂肪壊死を認める．膿瘍内にグラム陽性球菌を認めた(inset).

要である．

## 2)慢性膵炎

アルコール多飲や胆石は慢性膵炎の原因となる．膵実質の著明な萎縮と線維化，および拡張した膵管内に膵石を認める(**図3a, b**)．膵実質の萎縮のため，高度の脂肪化を認める(**図3c, d**)．

## 3)ヘモジデローシス

血液疾患のため輸血を繰り返した症例では，膵臓は硬化して橙色調を呈し(**図4a**)，組織学的にヘモジデリンの沈着と膵実質の線維化を認める．高度の

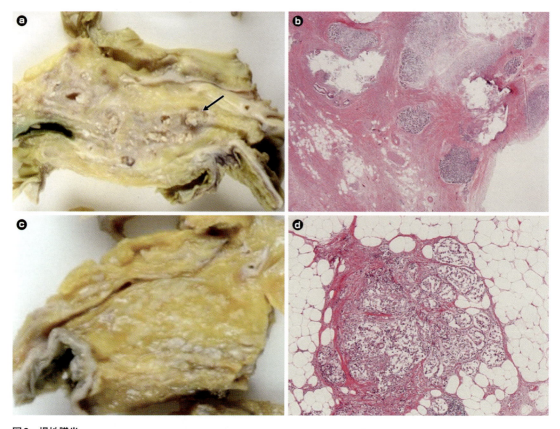

図3　慢性膵炎
**a**：膵実質の萎縮と拡張した膵管内に膵石やタンパク栓を認める（矢印）．**b**：著明な線維化を認め，島状に腺房が残存する．**c**：膵実質内に脂肪化を認める．**d**：膵実質内に脂肪細胞を認め，少数の腺房とLangerhans島が残存する．

ヘモジデローシスでは線維化が強くなる．

### 4）血管病変

上腸間膜動脈，門脈，脾動静脈の血栓（図4b）や動脈解離を認めることがある．これら大血管の病変は腸管虚血や脾梗塞の原因となる．

### 5）膵癌

膵臓の悪性腫瘍の約9割は浸潤性膵管癌である．膵癌は極めて悪性度の高い腫瘍であり，解剖時に末期癌の像がみられることが多いが，解剖で初めて発見される潜在癌もあり，自験例では約8％の膵癌は潜在癌であった[4]．また，画像上とらえられない上皮内癌を発見することもあり，その頻度は約4％であった[5]．膵癌は境界不明瞭で周囲に浸潤する結節性病変を呈する（図4c）．

### 6）転移性膵腫瘍

胃，肺，大腸からの転移性腫瘍を高頻度に認める[4]．また腎癌は高頻度に膵転移をきたす．転移性腫瘍では，境界明瞭な結節性病変を多数認める（図4d）．

### 7）囊胞性病変

膵管内乳頭状粘液性腫瘍（図4e）は多房性で内腔に粘液を容れる．分枝膵管の拡張が単房性の囊胞性病変としてみられることが高頻度にある（図4f）．囊胞では，前癌病変や悪性病変を認めるため，詳細に観察する．

（松田陽子，今泉雅之，石渡俊行）

### ◆ 文　献 ◆

1) 深山正久 ほか（編）：病理解剖マニュアル，病理と臨床 2012, **30**（臨増）
2) 向井　清 ほか（編）：外科病理学 第4版，（株）文光堂，2006

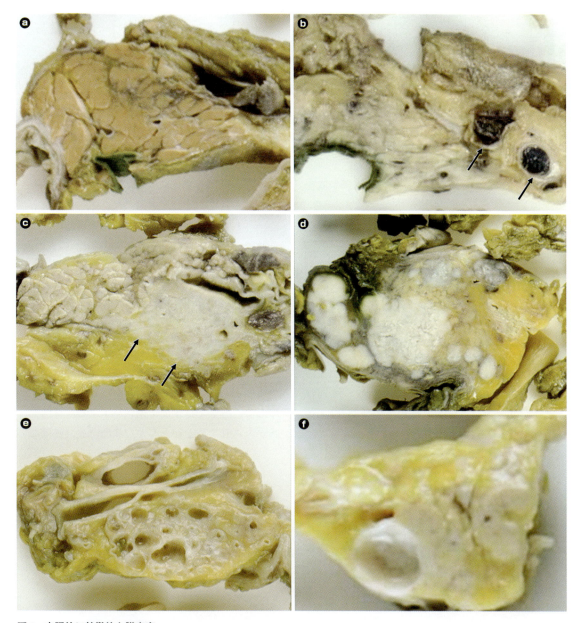

図4 肉眼的に特徴的な膵病変

**a**：ヘモジデローシス．膵実質は橙色調を呈し，脂肪化を認める．**b**：血栓症．上腸間膜動脈，門脈内に血栓を認める(矢印)．**c**：膵癌．膵実質内から周囲脂肪組織内に灰白色調で周囲との境界不明瞭な結節性病変を認める(矢印)．**d**：腎細胞癌の転移．膵，十二指腸，リンパ節に，境界明瞭な多数の白色結節性病変を多数認める．**e**：膵管内乳頭状粘液性腫瘍．膵内に多数の囊胞を認める．**f**：膵管拡張．膵内に単房性の囊胞を認める．

3) 松田陽子 ほか：膵臓ホルマリン注入による組織自己融解の抑制と組織形態保持の向上─病理解剖検体を用いた検討─. 病理と臨床 2017, **35**：482-484
4) Matsuda, Y., et al.：Clinicopathological Features of 15 Occult and 178 Clinical Pancreatic Ductal Adenocarcinomas in 8339 Autopsied Elderly Patients. Pancreas 2016, **45**：234-240
5) Matsuda, Y., et al.：The Prevalence and Clinicopathological Characteristics of High-Grade Pancreatic Intraepithelial Neoplasia：Autopsy Study Evaluating the Entire Pancreatic Parenchyma. Pancreas 2017, **46**：658-664

# III 所見の取り方の基本と鑑別疾患

# 10 脾臓

## 1 正常の脾臓と各部位の名称(図1)

　脾臓は線維性被膜に覆われた臓器であり，割面では暗赤色の赤脾髄を背景に小結節状の白脾髄が散在する[1]．

## 2 標準的なマクロ写真の撮り方

　脾門部を通る最大割面のスライスを撮影する．また，病変部を含むスライスも撮影する．

## 3 脾臓の重さ

　成人の脾臓の重量は60〜120gである．最近のデータでは男性80.7±51.8g（平均±標準偏差），女性62.8±41.5gであり，加齢に伴い減少する[2]．

## 4 所見の取り方の手順

　剖検時，脾臓の所見は次の手順で行う．頻度の高い表面・割面の変化について表1に項目を記す．
　まず重量を測定し，脾臓の大きさ・硬度を評価する．うっ血や白血病細胞・リンパ腫細胞の浸潤を伴う脾臓は重く，腫大している．敗血症，脾炎の場合，脾臓は軟らかい．
　次に表面（被膜）の緊満感や皺の有無を観察する．脾臓に萎縮がある場合，被膜に皺がみられることが多い．脾周囲炎では被膜が白色調に肥厚し糖衣様の外観を示す．
　最後に数スライスに切り分けて割面を観察する．うっ血があれば赤脾髄の赤みが増し白皮髄は不明瞭になる．脾炎では割面は粥状を呈する．脾門部に副脾がみられることがあるが，病的意義はほぼない．

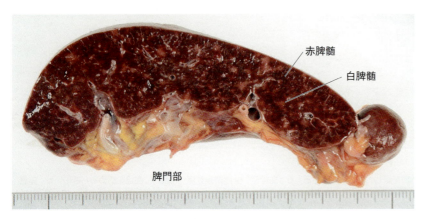

図1　正常脾臓の肉眼像（100g）
赤脾髄は暗赤色調で，白脾髄は白色結節状に認められる．

表1　頻度の高い脾臓の表面・割面の変化

| 変化 | 想定される病態 |
| --- | --- |
| 腫大（脾腫）・硬化・被膜の緊満感 | うっ血，白血病細胞・リンパ腫細胞の浸潤，骨髄増殖性腫瘍 |
| 軟化（割面は粥状） | 敗血症 |
| 萎縮（被膜に皺形成） | 加齢，貧血，多量出血後など |
| 糖衣様の被膜 | 腹膜炎，腹水 |
| 白脾髄の不明瞭化 | 加齢，うっ血など |
| 被膜直下の楔状白色調病変 | 梗塞 |

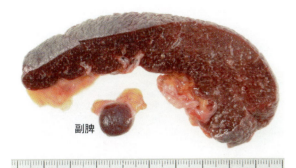

図2　萎縮した脾臓(69 g)および副脾
被膜に皺がみられる．本症例は脾門部に副脾が認められた．

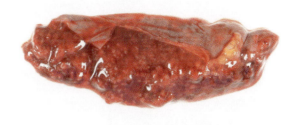

図3　急性脾炎(感染脾)(32 g)
誤嚥性肺炎から敗血症を発症した剖検例の脾臓．脾臓は軟化しており，割面は粥状である．

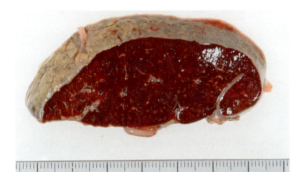

図4　脾周囲炎(72 g)
被膜は軽度肥厚し糖衣様の外観を示す．本症例は軽度の腹膜炎および腹水(500 mL)を認めた．

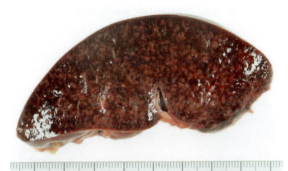

図5　T細胞性リンパ腫の浸潤が認められた脾臓(95 g)
被膜は緊満性で，割面には白色小結節が目立つ．組織学的にリンパ腫細胞(peripheral T-cell lymphome：PTCL, NOS)の増殖を認めた．

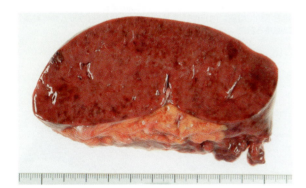

図6　B細胞性リンパ腫の浸潤が認められた脾臓(239 g)
脾腫の像で，割面には変色および白脾髄の消失を認める．組織学的にリンパ腫細胞(DLBCL)のびまん性増殖を認めた．

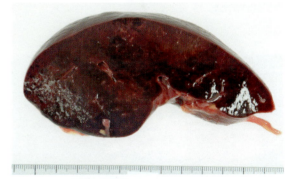

図7　白血病細胞の浸潤が認められた脾臓(207 g)
脾腫を認め，割面は黒色調に変色している．組織学的に白血病細胞(AML-M0)の増殖を認めた．

## 5　主な脾病変および所見

図2～12に示す．

（野中敬介）

◆　文　献　◆

1) O'Malley, D.P., et al.：Benign and Reactive Conditions of Lymph Node and Spleen, American Registry of Pathology and the Armed Forces Institute of Pathology, 2009, 11-17
2) Sawabe, M., et al.：Standard organ weights among elderly Japanese who died in hospital, including 50 centenarians. Pathol Int 2006, **56**：315-323

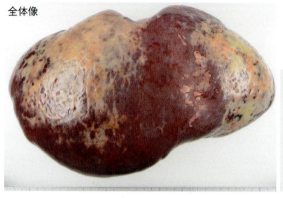
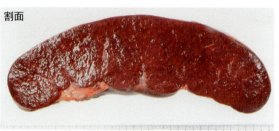

図8　骨髄増殖性腫瘍に伴う脾腫（4,380 g）
脾臓は著明に腫大し，表面には糖衣様の脾周囲炎を伴う．真性赤血球増加症（消耗期）の症例で，肝硬変，大量腹水を伴っていた．組織学的に脾臓，肝臓，全身リンパ節に髄外造血を認めた．

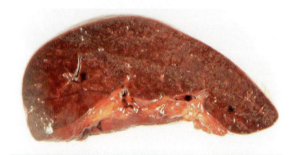
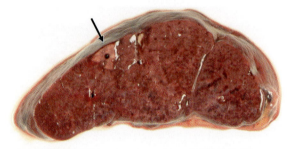

図9　心不全症例に認められた脾腫（395 g）
被膜は緊満し，割面にうっ血を認める．組織学的に赤脾髄に高度のうっ血を認めた．

図10　心筋症に敗血症を合併した症例の脾臓（282 g）
脾臓には軟化がみられ，被膜直下に楔状の梗塞巣（矢印）を認める．組織学的に脾臓には好中球浸潤が目立ち，細菌塊（グラム陰性桿菌）が散見された．

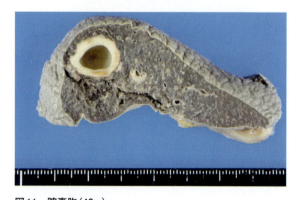
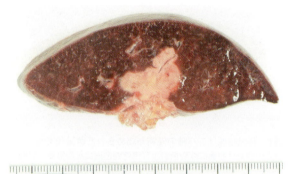

図11　脾嚢胞（40 g）
割面に 1.5 cm 大の嚢胞状病変を認める．組織学的に嚢胞壁は膠原線維に富み肥厚していた．

図12　直腸癌の転移が認められた脾臓（70 g）
脾門部に 2 cm 大の白色調の転移巣を認める．

# III 所見の取り方の基本と鑑別疾患

# 11 腎臓

## 1 正常の腎臓と各部位の名称(図1)

腎実質は皮質と髄質から構成される．皮質は通常5mm程度の厚さを示す．皮髄境界は通常明瞭で，髄質のほうがやや暗赤色調が強い．発生学的に腎臓は幾つかの塊が癒合してできるのでその境界の痕跡が残存し，腎表面に浅い数条の溝(図1矢印)として認識されることがある．この境界である溝が明瞭な場合，「小腎の像」が目立つと表現するが病的意義には乏しい．

## 2 標準的なマクロ写真の撮り方

腎臓の写真撮影には2種類の方法がある．一つは片側腎の表面・割面を並べて撮影する方法であり，もう一つは両側腎の表面・割面ごと撮影する方法である(図2)．それぞれ長所・短所があるので，提示したい内容に応じて採用すべきである．

前者の方法では，割面に腎盂・腎杯がみられる面を内側に置き，写真を撮影する．腎表面の性状を認識できるように，少なくとも片面は被膜を剥離しておく．両腎の表面，割面を並べて撮影する方法でも注意点は同じである．いずれにしても表面，割面の両者を記録しておく．十分観察すれば左右の区別は可能であるが，目安として左腎臓の下極にメスで印の割を少し入れておくのも一つの方法である．

## 3 腎臓の重さ

成人の腎臓の平均重量は男性左138g，右131g，女性左121g，右114gと報告されている[1]．最近のデータでは，男性左120.8±36g(平均±標準偏差)，

図1　正常腎(右)の肉眼像　腎前面の表面

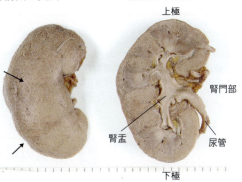

腎後面の割面

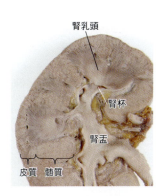

図2　写真撮影法
a：片腎ずつ，表面と割面を同時に撮影する方法．
b：両腎を同時に，割面と表面を別々に撮影する方法．

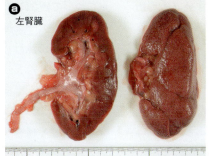

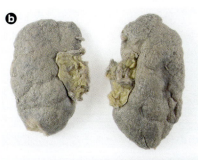

表1 腎重量に影響を与える病態

| 重さの変化 | 想定される病態 |
|---|---|
| 増加に作用する病態 | 黄疸腎，代償性肥大，腎癌・腎盂癌，ショック腎，混濁腫脹，腎盂腎炎，大きな貯留囊胞 |
| 減少に作用する病態 | 動脈硬化性腎硬化症，糖尿病性腎症，慢性糸球体腎炎，透析後の終末腎，囊胞を除いた腎実質部，水腎症，加齢 |

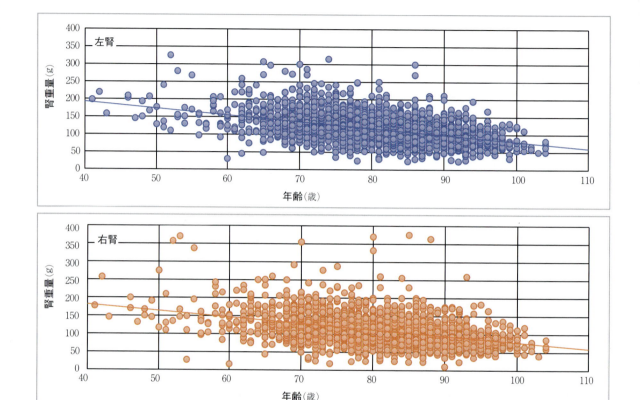

図3 加齢による腎重量変化（東京都健康長寿医療センター病理解剖例）
種々の病態を含む腎重量をプロットしたグラフである．加齢とともに腎重量は減少傾向を示す．

右113.6 ± 34.2 g，女性左98.9 ± 31.1 g，右94.3 ± 29.6 gと報告されている[2]．したがって，腎重量は通常100〜140 g程度で，男性が10〜20 g重く，左腎が5〜10 g重い．腎臓は表1に示す種々の理由で重量が増減する．加齢は腎重量減少の一因である（図3）．

表1に示した病態は複合的に出現することがある．例えば，糖尿病性腎症に黄疸が合併し，全体として重量の変化がみられないこともある．重量は一つの目安としてとらえることが重要である．

## 4　所見の取り方の手順

解剖時，腎の所見は次の手順で行う．注目すべき点について表2に項目を記す．

まず，腫大や萎縮がみられないか，重量とともに実質の厚さに注目して全体像を把握する．実質の菲薄化がみられたとしても，腎門部腎盂周囲の脂肪織の増加により，標準的な重量を示すことがある．色調の変化については，循環不全，黄疸，梗塞，炎症などの病態で種々の色調の変化をきたす（表3）．

次に被膜を剥離した状態で外表を観察する（表

表2 肉眼所見で観察すべき注目点

| 注目すべき点 | 所見の内容 |
| --- | --- |
| 全体像 | 腫大，肥大，萎縮，うっ血，色調 |
| 外表所見 | 平滑，微細顆粒状，粗大陥凹，囊胞，星芒静脈 |
| 皮髄境界 | 明瞭，不明瞭 |
| 腎実質の厚さ | 肥厚，菲薄化 |
| 腎皮質の厚さ | 菲薄化 |
| 髄質 | うっ血，壊死，白色小結節（線維腫） |
| 腎盂・腎杯 | 拡張（水腎症），結石，出血，炎症 |
| 血管 | 動脈硬化症 |
| 腫瘤・腫瘍 | 腎細胞癌，腎盂癌 |

表3 色調の変化

| 色調の変化 | 想定される病態 |
| --- | --- |
| 赤色調の髄質 | ショック腎 |
| 黄疸調 | 黄疸腎 |
| 部分的な暗赤色調 | 梗塞，腎盂腎炎 |
| 点状の赤色斑 | 腎膿瘍，腎盂腎炎，敗血症，血管炎 |

表4 頻度の高い表面・割面の変化

| 変化 | 想定される病態 |
| --- | --- |
| 微細顆粒状 | 細動脈硬化性腎硬化症 |
| 粗大陥凹 | 梗塞 |
| 囊胞 | 貯留囊胞，囊胞腎 |
| 腫大 | 混濁腫脹 |
| 髄質の白色小結節 | いわゆる線維腫 |
| 腎表面の星芒静脈 | うっ血 |
| 髄質のうっ血 | ショック腎 |

4）．正常の腎は表面平滑で，時に小腎の像を認めることがある．動脈硬化が進んで腎萎縮が進行すると表面は微細顆粒状を示すようになる．粗大陥凹を示す部位では，陳旧性梗塞を意味することが多い，微細顆粒状と粗大陥凹は併存することが稀でない．また，腎表面にはしばしば長径数mm程度の貯留囊胞を認める．時に数cmの大きさになることがある．この場合，囊胞は絶えず腎実質を圧迫するので，尿細管細胞がアポトーシスにより萎縮する[3]．

割面に関しては，皮髄境界に注目して観察する．通常，皮髄境界は明瞭である．糸球体硬化が目立ち，皮質が萎縮し，ネフロンの脱落が散在すると皮髄境界は不明瞭となる．腎盂腎炎の場合も不明瞭となる傾向にある．皮質は通常5mm程度の厚さを有するが，動脈硬化症，慢性糸球体腎炎，糖尿病性腎症，透析腎などの場合は菲薄化がみられる．髄質のみにうっ血が目立つ場合は，「ショック腎」と称される病態のことが多い．髄質に径1〜2mmの白色結節がしばしば認められ「線維腫」とされるが，真の腫瘍ではない．腎盂が拡張する病態を水腎症と称するが，高度になると腎盂拡張による圧排で腎実質が減少する．腎盂には出血，炎症もみられる．腎盂尿管接合部は結石が嵌頓しやすい場所として注意して観察する必要がある．腎臓の小奇形としては，馬蹄腎，重複尿管が稀ならず認められる．

## 5 主な腎病変および所見

図4〜19に示す．

（新井冨生）

### ◆ 文 献 ◆

1) Aimi, S., et al.：Studies on the weight and size of internal organs of normal Japanese. Acta Pathol Jpn 1952, **2**：173-200
2) Sawabe, M., et al.：Standard organ weights among elderly Japanese who died in hospital, including 50 centenarians. Pathol Int 2006, **56**：315-323
3) Gobe, G. C., et al.：Genesis of renal tubular atrophy in experimental hydronephrosis in the rat. Role of apoptosis. Lab Invest 1987, **56**：273-281

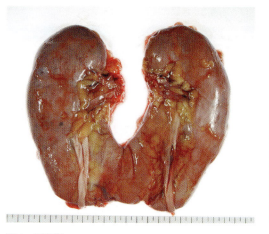

図4　馬蹄腎
腎下極が癒合して左右の腎が1つになっている．尿管は腎の前面を走行する．

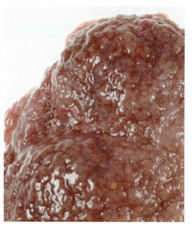

図5　微細顆粒状表面
腎表面が顆粒状を示す．

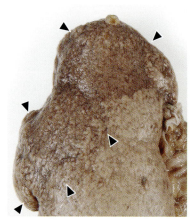

図6　粗大陥凹
腎上極に粗大陥凹(矢頭)がみられる．腎梗塞が考えられる．

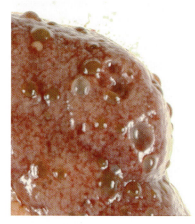

図7　貯留嚢胞
腎表面に径数mmまでの嚢胞が多発する．

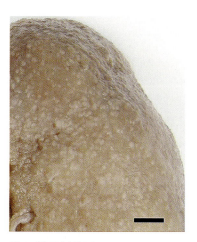

図8　糖尿病性腎症
腎実質はやや硬度を増し，表面はざらつきを認める．bar＝5 mm.

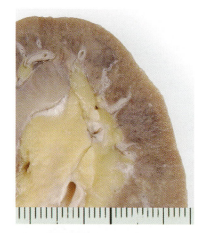

図9　糖尿病性腎症
腎皮質・髄質の菲薄化，皮髄境界の不明瞭化がみられるとともに，血管が目立つ．図8と同一症例．

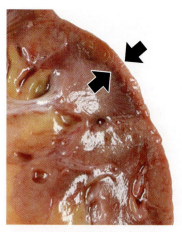

図10　皮質の菲薄化
皮髄境界は明瞭であるが，皮質(矢印)が3 mmと菲薄化している．

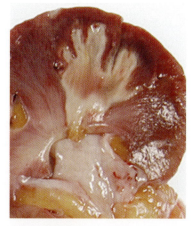

図11　乳頭壊死
乳頭が壊死に陥っている．

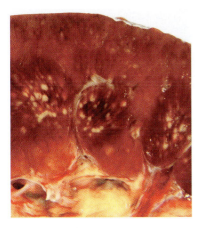

図12　腎盂腎炎
乳頭および皮質に黄白色の小結節性病変が散在する．

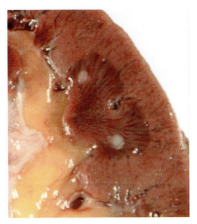

図13　髄質線維腫
腎乳頭に径1〜2mmの白色小結節として認められる．

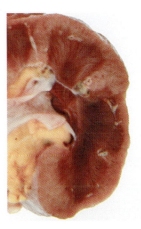

図14　髄質のうっ血
乳頭部にうっ血を認める．ショック腎といわれる病態である．

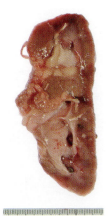

図15　終末腎
長期透析後の終末腎である．腎実質が高度に萎縮している．

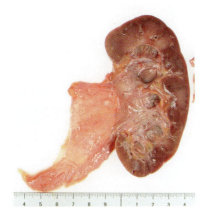

図16　水腎症
腎盂・尿管の拡張がみられる．

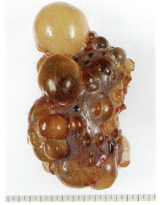

図17　多発腎囊胞
大小不同の囊胞が腎表面をほとんど埋め尽くしている．多発腎囊胞，囊胞腎が考えられる．

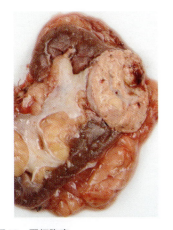

図18　腎細胞癌
腎細胞癌は通常黄色調の比較的境界明瞭の腫瘤として認識できる．

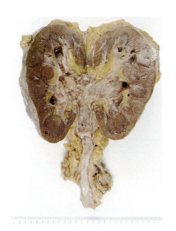

図19　腎盂癌
腎盂を含む尿路系の腫瘍の場合は腎盂，尿管を含む尿路系を一塊として取り扱うとよい．

# III 所見の取り方の基本と鑑別疾患

## 12 尿管・膀胱

### 1 正常の尿管・膀胱と各部位の名称

　尿管は腎盂尿管接合部から始まり膀胱に至る細い管状の臓器である．尿管は膀胱壁を斜めに走行し，左右の尿管口に至る．尿管は正常では外径5 mm，切開したときの粘膜部分の周径は6〜8 mmである．膀胱は袋状の臓器で，尿を貯め，尿道を通して尿を排出する．尿量により膀胱の大きさは変化するので，大きさの評価は慎重に行う．膀胱の粘膜面は通常平滑である．左右の尿管口と内尿道口の3点を結ぶ三角形を膀胱三角と称し，炎症の起こりやすい部位である．膀胱の各部位の名称は**図1**のとおりである．

### 2 標準的なマクロ写真の撮り方

　膀胱の肉眼像は，尿道，膀胱の前面および左右の尿管を切開して撮影する．必要に応じて拡大像も記録する．

### 3 尿管・膀胱の所見の取り方の手順

　尿路系は，呼吸器系とともに感染症が起こりやすい臓器である．しかしながら，臨床的に尿路感染症が指摘されていても解剖時にそれを支持する所見を得るのは時に困難である．したがって，膀胱内容物にも注意を払って所見を取り，それを慎重に解釈する必要がある（**表1**）．

（新井冨生）

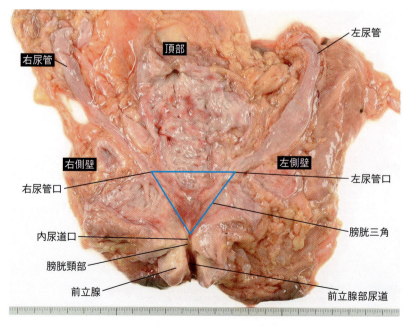

図1　膀胱の正常構造

表1　尿管・膀胱の所見の取り方

| 所　見 | 推測される病態 |
|---|---|
| 膿尿，結石 | 膀胱炎 |
| 粘膜出血（図2） | 膀胱炎，出血傾向 |
| 肉柱形成（図3） | 前立腺肥大症 |
| 膀胱の拡張 | 種々の原因による神経因性膀胱，前立腺肥大症 |
| 尿管の拡張 | 結石，前立腺肥大，癌の浸潤など種々の原因により水尿管症が生じる |
| 腫瘍 | 乳頭状あるいは平坦な増殖を示す尿路上皮癌 |

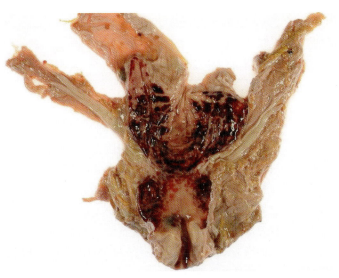

図2　出血性膀胱炎の肉眼像

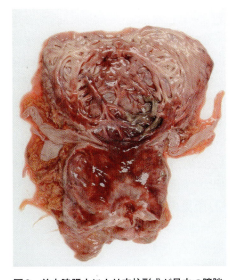

図3　前立腺肥大により肉柱形成が目立つ膀胱粘膜

後壁から頂部にかけて肉柱形成が目立つ．膀胱三角部は発赤が強く，膀胱炎の状態である．

# III 所見の取り方の基本と鑑別疾患

# 13 男性・女性生殖器

## 1 前立腺

### 1)前立腺の正常構造と各部位の名称

　前立腺は膀胱頸部の直下，直腸の前面に位置し，前立腺尿道部で尿道を取り囲んでいる（**図1**）．
　移行領域 transitional zone（TZ）は尿道近位部を取り囲む領域であり（**図2**），中心領域 central zone（CZ）は膀胱頸部背側に位置し，その内部を射精管が通る．辺縁領域 peripheral zone（PZ）は残りの大部分を占める．
　TZ は前立腺容積の約5％，CZ は約25％，そしてPZ は約70％を占めるが，これらの領域の境界は肉眼的，組織学的に不明瞭である[1]．

### 2)所見の取り方の手順

　解剖時は正中前方で尿道を開き，大きさや色調を観察する（**図1**）．
　水平断スライスの割面で色調，結節性・腫瘍性病変の有無等を観察する．正常の前立腺はクルミ大の大きさである（**図2**）．前立腺癌の約80％はPZに，10～20％はTZに発生する[1]．良性前立腺過形成 benign prostatic hyperplasia（BPH）はTZの病変である．BPH は年齢と強い関連があり，30歳以下にはほぼみられず，60歳以上の大半の男性に認められる[2]．また，解剖時のBPHの有病率は国・地域によらず一定であるといわれている[3]．頻度の高い割面の表面・変化について**表1**に項目を記す．

### 3)主な前立腺病変および所見

　図3～6に示す．

## 2 精巣

### 1)正常の精巣と各部位の名称

　精索を切断して精巣を含む陰嚢内容を取り出し（**図7**），精巣・精巣上体を露出させる（**図8a**）．
　精巣の上方に精巣上体が位置し，正常の場合割面は茶褐色調である（**図8b**）．精巣と精巣上体の間の狭隙は精巣上体洞と呼ばれ，精巣の外側にみられる．この構造により精巣の左右を識別可能である（**図8a**は左精巣の外側）．

### 2)所見の取り方の手順

　精巣はまず大きさを評価し，次に割面の色調を観察する．精巣が小さく割面が白色調の場合，萎縮していることが多い．
　また，精巣の萎縮を評価する目的で精細管の索糸

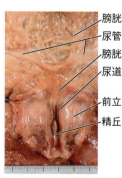

図1　前立腺の肉眼像
本症例は肝硬変のため黄染している．

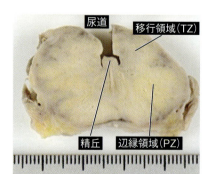

図2　正常の前立腺の水平断面
肉眼的にクルミ大の大きさで，肥大・萎縮はみられない．移行領域（TZ）・辺縁領域（PZ）の境界は不明瞭である．組織学的にも著変は認めなかった．

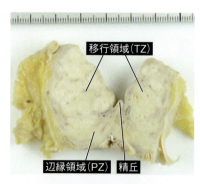

図3　臨床的に良性前立腺過形成（BPH）を認めていた症例の前立腺
肉眼的に移行領域（TZ）に多発性結節性病変を認める．組織学的に結節性過形成の像がみられ，前立腺癌の混在は認めなかった．

表1 頻度の高い前立腺の表面・割面の変化

| 変　化 | 想定される病態 |
| --- | --- |
| 移行領域(TZ)の多発性結節病変 | 良性前立腺過形成(BPH) |
| 萎縮 | ホルモン療法後状態 |
| 辺縁領域(PZ)の黄白色調の硬い結節 | 前立腺癌 |

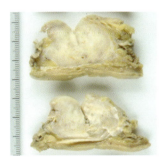

図4　前立腺癌に対するホルモン療法後状態の前立腺
肉眼的に萎縮性で明らかな硬結・結節性病変は認めない．組織学的に癌の遺残は認めなかったが，前立腺組織の萎縮がみられた．

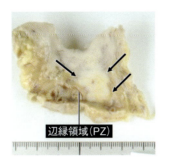

図5　多発骨転移を示した原発不明癌解剖例の前立腺
割面の辺縁領域(PZ)に黄白色調の硬い結節(矢印)を認める．組織学的にGleason score 4＋5＝9の前立腺癌を認め，前立腺被膜外浸潤，リンパ管侵襲，神経周囲浸潤，血管浸潤を伴っていた．

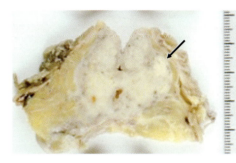

図6　前立腺ラテント癌
左辺縁領域(PZ)に黄白色調の結節(矢印)を認める．組織学的に黄白色調の結節領域に腺癌(ラテント癌)を認めた．

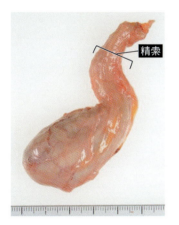

図7　精巣を含む陰囊内容

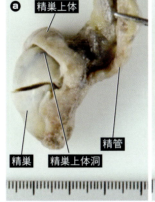

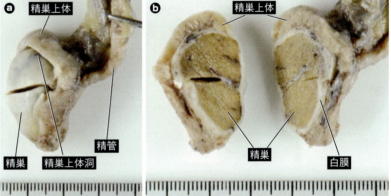

図8　精巣の正常構造
a：精巣の表面，b：精巣の割面．

性試験を行う．精巣の割面をピンセットでつまみ上げて，精細管の数を観察する．索糸性良好の場合，糸状の精細管が多数みられ，萎縮はないと判断される．索糸性不良の場合，糸状の精細管はごく少数みられる程度である(図9)．

正常および萎縮した精巣の肉眼像および組織像を示す(図10)．

## 3　子宮・子宮付属器

### 1) 子宮の正常構造と各部位の名称(図11)

膀胱と子宮・腟の間の結合組織を剥離し，子宮の全面をY字型に開く．

### 2) 子宮の所見の取り方の手順

解剖時，子宮は大きさ，硬度，内膜・頸管の萎縮の程度，結節性・腫瘍性病変の有無などを観察する．
頻度の高い子宮の表面・内腔の変化について表2

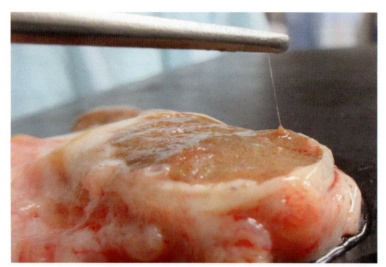

図9 精細管の索糸性試験
索糸性不良の例.

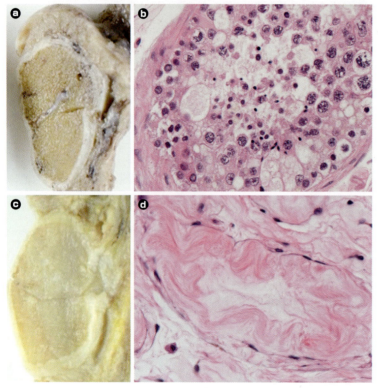

図10 正常および萎縮した精巣の肉眼像および組織像
**a**：正常の精巣の割面．茶褐色を呈する．
**b**：正常の精巣の組織像．造精細胞は比較的保たれている．
**c**：萎縮した精巣の割面．割面は白色調に変性している．索糸性不良であった．
**d**：萎縮した精巣の組織像．精細管の壁は肥厚し，造精細胞は消失している．

に項目を記す．

### 3）子宮付属器の正常構造と各部位の名称

正常および萎縮した卵巣・卵管の肉眼像を示す（図12）．

### 4）子宮付属器の所見の取り方の手順

解剖時，卵巣・卵管は萎縮の程度，出血，嚢胞性病変・充実性病変の有無などを観察する．
頻度の高い子宮付属器の変化について**表3**に項目を記す．

### 5）主な子宮・子宮付属器病変および所見

図13〜17に示す．

（野中敬介）

◆ 文 献 ◆

1) Epstein, J. I., et al.：Tumors of the Prostate Gland, Seminal Vesicles, Penis, and Scrotum, American

表2 頻度の高い子宮の表面・内腔の変化

| 変　化 | 想定される病態 |
|---|---|
| 子宮の萎縮 | 加齢，閉経 |
| 子宮の腫大 | 子宮筋腫，腺筋症 |
| 子宮内膜・頸管の隆起性病変 | 内膜ポリープ，子宮筋腫（粘膜下筋腫），頸管ポリープ，癌など．高齢者では，hemometraも高頻度にみられる |

表3 頻度の高い子宮付属器の変化

| 変　化 | 想定される病態 |
|---|---|
| 卵巣萎縮 | 加齢，閉経 |
| 卵巣・卵管周囲の囊胞 | 傍卵巣囊胞（傍卵管囊胞） |
| 卵巣の囊胞性病変 | 子宮内膜症性囊胞（チョコレート囊胞），漿液性腫瘍，粘液性腫瘍，成熟奇形腫など |
| 卵巣の充実性病変 | 卵巣癌（原発性，転移性） |
| 卵管の囊胞性病変 | 卵管水腫 |

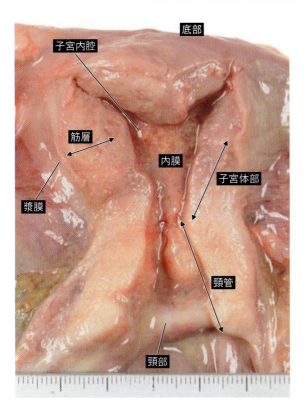

図11　子宮の正常構造

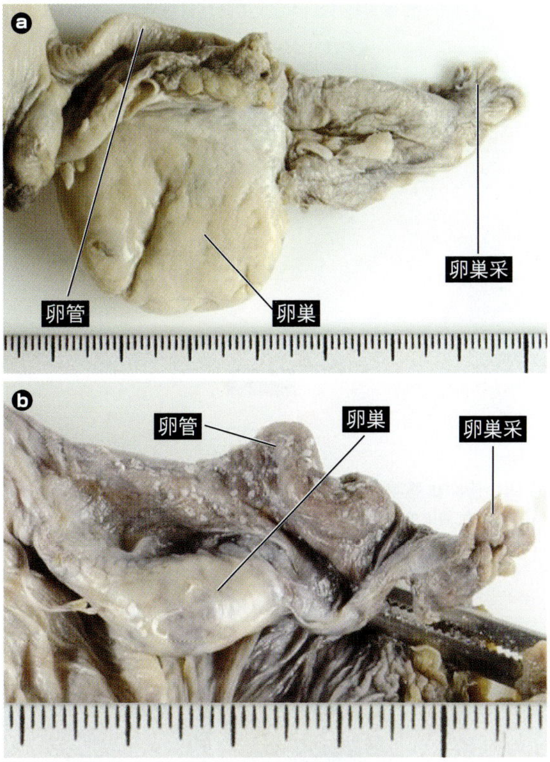

図12　正常および萎縮した卵巣・卵管
a：正常の卵巣・卵管．b：高齢者の卵巣・卵管．卵巣に萎縮・硬化を認める．卵管には硬化・蛇行がみられる．

Registry of Pathology and the Armed Forces Institute of Pathology, 2011, 1-47
2) Berry, S. J., et al.：The development of human benign prostatic hyperplasia with age. J Urol 1984, **132**：474-479
3) Roehrborn, C. G., et al.：Benign prostatic hyperplasia：etiology, pathophysiology, epidemiology, and natural history. Wein, A. J.(ed.)：Campbell-Walsh Urology, Vol 4. Saunders Elsevier, Philadelphia, 2007, 2727-2765

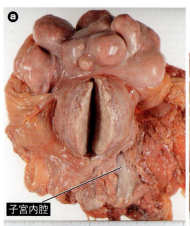
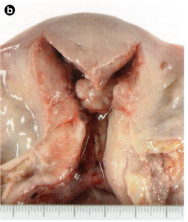
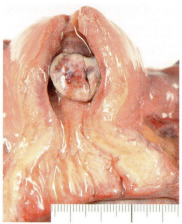

図13 子宮筋腫
a：子宮体部〜底部に最大径9cmまでの漿膜下筋腫，筋層内筋腫が約20個みられ，子宮内腔は圧排されている．組織学的に富細胞性平滑筋腫の像が認められた．b：粘膜下筋腫．子宮体部内膜下に最大径16mm大の隆起性病変がみられる．組織学的に平滑筋腫の像を認めた．

図14 子宮内膜ポリープ
子宮体部に20mm大の隆起性病変がみられ，組織学的に内膜ポリープの像を認めた．

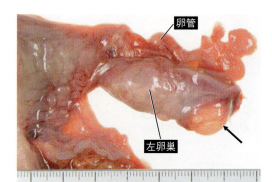
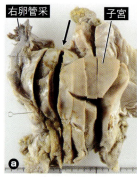
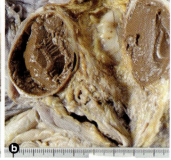

図15 傍卵巣嚢胞（傍卵管嚢胞）
萎縮した左卵巣の近傍に菲薄な半透明の嚢胞構造を認める（矢印）．水様透明な内容液を含んでいた．解剖時に比較的よくみられる構造である．

図16 子宮内膜症性嚢胞（チョコレート嚢胞）
a：右卵巣付近に最大径50mmの嚢胞構造を認める．b：嚢胞割面．嚢胞内部にチョコレート様の泥状物がみられ，組織学的に嚢胞壁に子宮内膜組織を認めた．

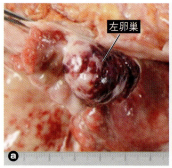
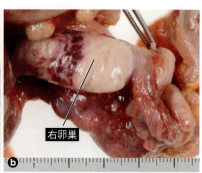

図17 胃癌の両側卵巣転移（Krukenberg腫瘍）
両側卵巣は腫大し硬く，出血を伴う．組織学的に胃癌（印環細胞癌および低分化腺癌）の両側卵巣転移を認めた．

# III 所見の取り方の基本と鑑別疾患
# 14 内分泌臓器（副腎・甲状腺・上皮小体・下垂体）

## 1 副腎

### 1）正常の副腎と各部位の名称

副腎は周囲の脂肪組織を剥離して重量を測定する．典型的な形状は，右は三角形，左は半月形といわれており（図1），割面では右がより扁平である（図2）．

皮質は脂質成分の蓄積を反映して明黄色を示し，厚さは1.5〜2mm程度である．髄質は副腎の内側（頭部〜体部）に観察され，灰白色〜褐色調を示す．

### 2）副腎の重さ

成人の副腎の重量は5〜6gである．最近のデータでは男性左5.6±1.7g（平均±標準偏差），右5.1±1.5g，女性左4.9±1.5g，右4.6±1.3gであり，男女とも左がやや重い[1]．副腎重量と体重に相関関係はないといわれている[2]．

### 3）所見の取り方の手順

解剖時，まず重量，大きさを評価する．次に割面の軟らかさ，色調，皮質の厚さ，結節性病変・転移性病変の有無などを観察する．副腎皮質結節は，動脈硬化などの血管病変により萎縮した副腎皮質細胞に対する周囲副腎皮質細胞の代償性肥大・増殖によって発生すると考えられており，高血圧，糖尿病，動脈硬化症などで頻度が増す[3]．副腎皮質結節と臨床症状を示さない副腎皮質腫瘍との鑑別は肉眼的に困難であるため，組織学的に検討する必要がある．頻度の高い割面の変化について**表1**に項目を記す．

### 4）主な副腎病変および所見

図3〜8に示す．

## 2 甲状腺・上皮小体（副甲状腺）

### 1）正常の甲状腺・上皮小体（副甲状腺）と各部位の名称

甲状腺は左葉・右葉および両葉を連結する峡部からなり，薄い線維性被膜を有する（図9a）．

副甲状腺は甲状腺後面の上下左右に位置し，通常は計4個存在する．個々の副甲状腺は長さ4〜6mm程度の豆状の臓器で，黄色〜褐色調を呈する（図9b）．

### 2）甲状腺の重さ

成人の甲状腺の重量は10〜15g程度であるが文

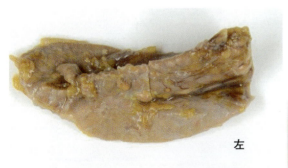 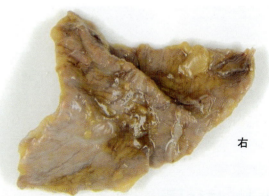

左　　　右

図1　正常副腎の肉眼像（表面）

表1 頻度の高い副腎の割面の変化

| 変化 | 想定される病態 |
|---|---|
| 皮質の萎縮 | ステロイド剤の長期投与 |
| 割面の出血・軟化 | 敗血症，ショック状態など不安定な循環動態 |
| びまん性に暗褐色調の副腎皮質 | Lipid depletion（長期の慢性疾患，慢性のストレス状態） |
| 1〜3mm大の多発性の黄色調皮質結節 | 副腎皮質結節（加齢，高血圧，糖尿病，動脈硬化症などで頻度が増加），副腎皮質腫瘍 |
| 数mm〜3cm程度の単発性の黄色調皮質結節 | 副腎皮質腺腫（割面に出血・壊死がある場合，極めて稀ではあるが副腎癌も想定される） |
| 白色調の充実性結節 | 転移性腫瘍 |

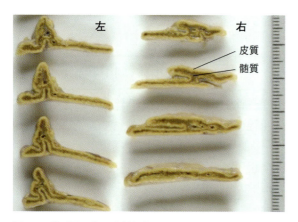

図2　正常副腎の肉眼像（割面）

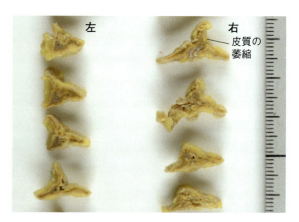

図3　萎縮した副腎（左2.3g，右2.2g）
ステロイド剤の長期投与例．重量は減少し，皮質の萎縮を認める．

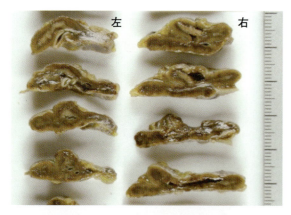

図4　出血性壊死を示す副腎（左10g，右11g）
敗血症および諸臓器出血を認めた症例．副腎割面は褐色・泥状で，組織学的に皮質・髄質にびまん性壊死を認め，出血を伴っていた．

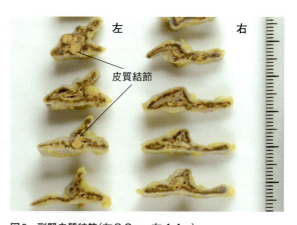

図5　副腎皮質結節（左3.6g，右4.4g）
臨床的に高血圧症を有し大動脈瘤破裂により死亡した症例．割面に1〜3mm程度の境界明瞭な黄色調結節を多発性に認める．組織学的に淡明な細胞で構成されていた．副腎動脈に狭窄，髄質内の小血管にコレステロール塞栓を認めた．

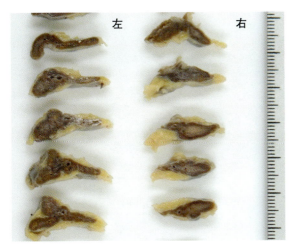

図6 lipid depletion（細胞内脂質喪失）（左5.5g, 右2.7g）
心血管系の手術後に肺炎を合併し，長期間入院後に死亡した症例．割面に軟化はみられないが，皮質は暗褐色調で，組織学的に皮質全層が好酸性細胞質の皮質細胞で構成されていた．

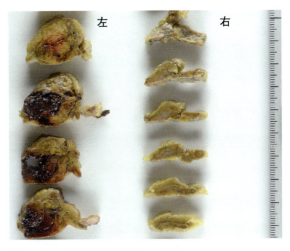

図7 副腎皮質腺腫（左16.9g, 右6.1g）
解剖時に左副腎に20mm大の出血を伴う結節病変を認めた．組織学的に血管拡張を伴う副腎皮質腺腫の像を認め，免疫組織化学的にcortisol分泌が示唆された．

献によりやや異なる．最近のデータでは男性13.5±5.1g（平均±標準偏差），女性11.6±5.1gであり，加齢により緩やかに減少する[1]．

### 3）所見の取り方の手順

解剖時，甲状腺はまず重量を測定し，色調，大きさ，結節性病変・嚢胞性病変の有無を観察する．

成人の甲状腺の10%に偶発的に結節がみられると報告されている[4]．

副甲状腺は解剖時ないし固定後に数・位置の異常，大きさなどを観察する．しかし，甲状腺剥離時の操作で甲状腺後面から副甲状腺が離れることがあり，数の確認が困難なことも少なくない．

甲状腺に頻度の高い表面・割面の変化について表2に項目を記す．

### 4）主な甲状腺病変および所見

図10〜15に示す．

## 3 下垂体

### 1）正常の下垂体の肉眼像（図16）

主に前葉と後葉からなり，前葉と後葉の間に菲薄な中葉が位置する．中葉には嚢胞構造がみられることがある．

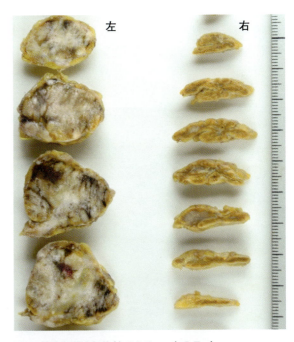

図8 肺癌の副腎転移（左31.5g, 右3.5g）
左副腎は著明に腫大し，割面に充実性白色調結節を認める．組織学的に肺扁平上皮癌の転移を認めた．

下垂体茎を通る中央スライスの割面では，前葉は褐色調で，後葉は淡明な色調を呈する．

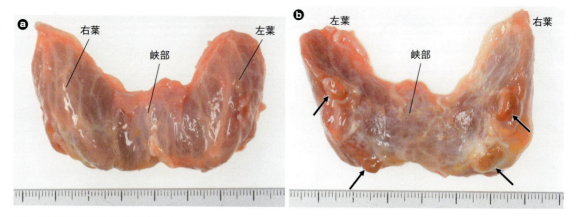

図9　正常甲状腺の肉眼像（18.1 g）
**a**：前面，**b**：後面．後面の上下左右に黄褐色調・豆状の副甲状腺(矢印)を認める．

表2　頻度の高い甲状腺の表面・割面の変化

| 変　化 | 想定される病態 |
| --- | --- |
| びまん性甲状腺過形成 | 慢性甲状腺炎(橋本病)，Basedow病，リンパ腫・白血病細胞の浸潤など |
| 結節性甲状腺過形成 | 腺腫様甲状腺腫，癌(原発，転移)，リンパ腫 |
| 萎縮 | 加齢，遷延化した橋本病 |

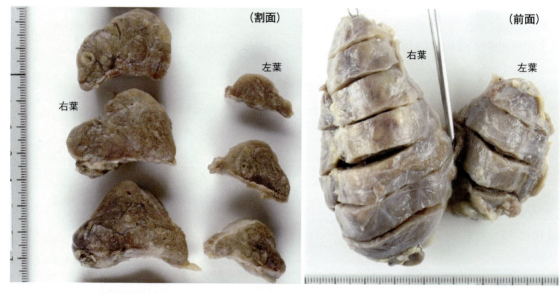

図10　びまん性甲状腺過形成（Basedow病）(60.9 g)
臨床的にBasedow病と診断されていた症例．びまん性の甲状腺腫大(右葉優位)を認め，全体的に充実性・弾性硬であった．組織学的に大小の濾胞が増殖する腺腫様甲状腺腫類似の像がみられ，濾胞上皮に接するコロイド面には空胞形成がやや目立った．Basedow病の組織として矛盾しない像であった．

図11 びまん性甲状腺過形成
　　　（悪性リンパ腫細胞の
　　　浸潤）(56.9 g)
びまん性の甲状腺腫大を認め，肉眼的に赤褐色調に変色している．組織学的にHodgkinリンパ腫細胞の浸潤が広範にみられた．

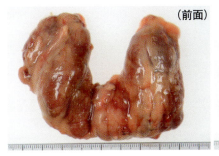
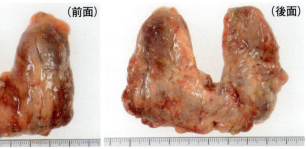

図12 結節性甲状腺過形成
　　　(31.2 g)
全体的に小結節が散在する．組織学的に腺腫様甲状腺腫 adenomatous goiterの像を認めた．

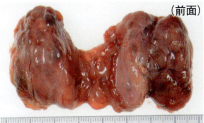
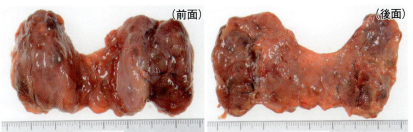

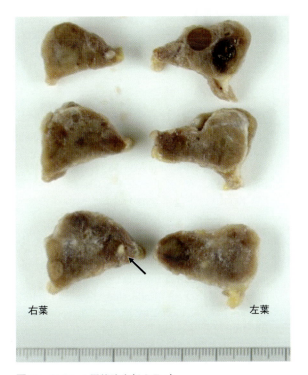

図13 ラテント甲状腺癌(33.5 g)
肉眼的に結節性甲状腺過形成の像で，腺腫様甲状腺腫の組織像を認めた．偶発的に右葉に2×1 mmの白色病変(矢印)が1ヵ所みられ，組織学的に硝子化・石灰化を伴う乳頭癌を認めた．

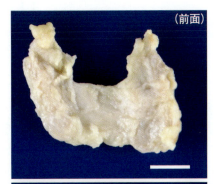
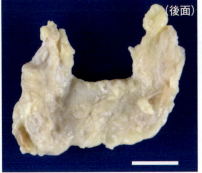

図14 慢性甲状腺炎(橋本病)(2.1 g)
臨床的に遷延化した橋本病の症例．甲状腺は白色調で，高度に萎縮している．組織学的に広範な線維化がみられ濾胞は不明瞭であった．スケールバー＝1 cm.

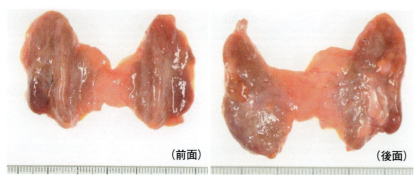

図15 高齢者の甲状腺(8.2 g)
80代女性の甲状腺．肉眼的に萎縮性で，組織学的に濾胞の萎縮・変性が目立ち，リンパ球の集簇(focal lymphocytic thyroiditis)が散見された．

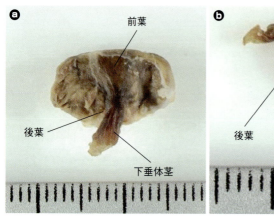

図16 正常下垂体の肉眼像(0.5 g)
a：全体像，b：下垂体茎を通る中央スライスの割面．前葉は褐色調で，後葉は淡明な色調を呈する．

## 2) 下垂体の重さ

成人の下垂体の重量は0.4〜0.6 gである．最近のデータでは男性0.55±0.13 g(平均±標準偏差)，女性0.65±0.16 gであり，加齢による重量の変化はみられない[1]．出産経験のある女性の下垂体は重い傾向がある[5]．

## 3) 所見の取り方の手順

解剖時，下垂体は重量を測定し，大きさ，結節性病変・嚢胞性病変の有無を観察する．肉眼的に病変がみられず，ホルマリン固定後の組織標本で1 cm未満の微小腺腫が認められることがある．

(野中敬介)

### ◆ 文 献 ◆

1) Sawabe, M., et al.：Standard organ weights among elderly Japanese who died in hospital, including 50 centenarians. Pathol Int 2006, **56**：315-323
2) Ricardo, V.L., et al.：Endocrine Diseases, American Registry of Pathology and the Armed Forces Institute of Pathology, 2002, 171-257
3) 笹野公伸 ほか：副腎の発生，解剖と検体の扱い方．病理と臨床 2015, **12**：1290-1295
4) Brown, R.A., et al.：Histometry of normal thyroid in man. J Clin Pathol 1986, **39**：475-482
5) Ricardo, V.L., et al.：Endocrine Diseases, American Registry of Pathology and the Armed Forces Institute of Pathology, 2002, 1-43

# III 所見の取り方の基本と鑑別疾患
## 15 脳・神経および関連組織の所見の取り方

### はじめに

病理解剖における神経系の検索はともすると脳や脊髄のみに目を向けがちであるが，これら中枢神経を中心に末梢神経，さらにその支配下にある種々の臓器をシステムとして評価することが重要である．病理解剖では神経系全体を評価しうる貴重な機会であるので，所見を取る際も神経にとどまらず，関連した臓器の所見も慎重に取るように努める．所見の取り方および関連事項に関して，病理解剖で実際に行われる順番で記述する．

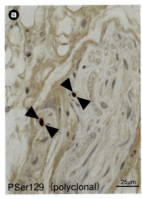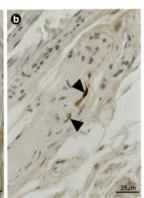

図1　上腕皮膚のリン酸化αシヌクレイン免疫染色
末梢神経突起に陽性所見を認める．

### 1 末梢神経系

#### 1）皮膚

末梢神経障害は皮膚に様々な所見をもたらす．発汗障害による皮膚の萎縮，足趾の爪の異栄養が主である．喫煙を主な原因とする末梢循環不全は同様にチアノーゼと皮膚の萎縮を起こす．これらは死後の状況では判断がしばしば難しい．褥瘡の有無と部位の記載は高齢者の場合必須である．

解剖時に腹部皮膚を採取しておくと，Lewy小体病（Parkinson病，Lewy小体型認知症，純粋自律神経不全症）が疑われるときに，Lewy小体構成蛋白であるリン酸化αシヌクレインを皮膚末梢神経で免疫組織化学的に証明できる（図1）．特異度・感度は比較的高く，皮膚の病理組織学的検討もLewy小体病診断の一助となりうる[1]．

腹部皮膚に加え，生検で検出頻度が高いとされる大腿皮膚（大腿動脈観察時の切開線部から採取），後述の上腕二頭筋採取部の皮膚を採取する．

#### 2）末梢（体性）神経

外表から観察できる末梢神経障害は肥厚のみで，耳介後部が最も観察しやすい部位である．またいわゆるcommon compression site（肘管，手根管）での触診は有用である．

末梢神経の組織学的評価は腓腹神経が適している．この部位は感覚神経が大部分を占め運動麻痺を起こさないため生検採取部位にもされているが，解剖時にも評価の対象となりうる．具体的には，外果後方で皮膚を縦に切開し，血管に伴行する腓腹神経を1cm以上の長さで採取する（図2a）．腓腹神経生検は神経内科専門医の修得技術の中に含まれており，神経内科医と協力して採取するとよい．末梢神経は死後変化が強く，特に腓腹神経は皮下浅層に存在するため，死後遺体が冷蔵庫に入るまでの時間が死後変化の程度に影響を与える．一方，運動神経の評価は横隔神経で行うのが標準的である．横隔神経は縦隔胸膜と心外膜心嚢内側を下降し横隔膜へ進入するので（図3），この部位を採取する．筋萎縮性側索硬化症amyotrophic lateral sclerosis（ALS）の際は，横隔神経の検索は本来必須である．体深部にあるため，腓腹神経に比べ死後変化は強い．

末梢神経の病理学的評価は電子顕微鏡的に行うのが国際標準となっている．また，通常のホルマリン固定パラフィン包埋標本で検出可能な血管炎，アミロイド沈着，腫瘍浸潤を見逃してはいけない．横断

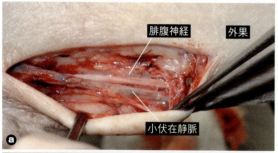

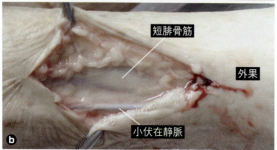

図2　腓腹神経・短腓骨筋の採取法
a：外果上縁より近位に向かって約3〜5cm切開したところ．腓腹神経と小伏在静脈が並走している（腓腹神経は白色〜銀色で光沢があり，静脈は紫色〜ピンク色である点が鑑別点）．b：腓腹神経を採取した後，奥に筋膜に包まれた短腓骨筋が見える．筋膜を切開し，同筋を採取する．

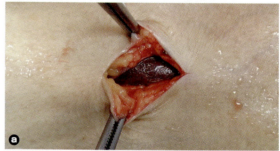

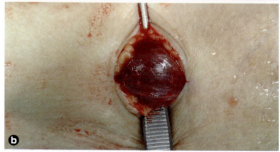

図4　上腕二頭筋の採取
a：上腕の皮膚を切開し，筋腹で皮膚および筋膜を切開する．b：採取予定の筋束を鑷子などで持ち上げ，ほかから分離する．その後，両端を切断し採取する．

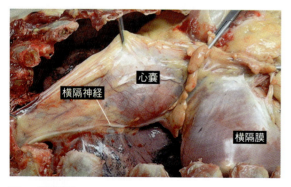

図3　横隔神経
横隔神経は縦隔側胸膜と心囊の間を下行し，横隔膜内に入る．横隔神経は横隔膜への侵入部を含めて採取する．

面，縦断面の両方を作製することが推奨される．末梢神経の電子顕微鏡的検索に関しては，神経病理学会がコンサルト先を指定しており，必要に応じて予め連絡を取っておくとよい．

### 3）骨格筋

解剖時，高齢者のご遺体には低栄養によるやせに廃用性萎縮が加わっていることが多く，筋病変を肉眼的に評価することは難しい．したがって，Ai（autopsy imaging）を実施できる施設では，筋肉の評価のために解剖前に下肢まで広げて全身のCT撮影を行うとよい．

筋肉の採取は生検に準じて行う．最もよく検索対象となるのは上腕二頭筋である．皮切後，筋膜を露出しそれを切離し，筋組織を塊として採取する（図4）．

末梢神経障害の場合，腓腹神経の深部に存在する短腓骨筋を同時に生検することが推奨されており，解剖時にも腓腹神経採取に続き短腓骨筋を採取する（図2b）．これにより，上肢近位筋，下肢遠位筋の評価が可能となる．なおALSの呼吸筋麻痺の評価には，横隔膜，肋間筋採取が必須であり，萎縮の肉眼的評価のためにin situの状態で写真撮影をしておくことが推奨される．

骨格筋の病理学的検討の国際標準は凍結標本組織化学である．サルコペニア評価を含め，上腕二頭筋の厳密な横断面の凍結標本を作製する（図5）．採取した直後に筋肉の正確な横断面をつくり，コルクの上に置いてトラガカントゴムでまわりを覆う（図6）．液体窒素に浸したイソペンタン容器を急速にかきまぜ，底に氷結が認められたら大型ピンセットでコル

ク栓の両端をつまみ，激しく振りながら凍結させる．激しく振らないと，水分が豊富な筋肉には氷結アーチファクトが生じるからである．このように凍結筋標本を作製することに技術的問題は少ないが，組織化学であるATPase染色は熟練を要し，どの施設でも導入できるわけではない．都道府県レベルでのセンター化が現実的である．

最近，骨格筋の病理学的検討にジストロフィンの免疫染色が明記された．なおこの膜蛋白の発現は凍結標本での検討が必須である．

骨格筋の通常のホルマリン固定パラフィン包埋標本は，神経原性変化としての大群集萎縮，蓄積症としてのアミロイドーシス，血管炎やサルコイドーシスを含む筋間質を巻き込む炎症，および腫瘍浸潤の評価に限られる．

### 4）末梢自律神経系

Lewy小体は末梢自律神経系にも出現するため，Lewy小体病の場合は末梢自律神経系の検索が必須である．交感神経節の検索のためには，星状神経節あるいは脊椎骨周囲に存在する交感神経幹の採取が標準とされてきた．しかし，副腎周囲脂肪織内にも交感神経節が存在するので，副腎の脂肪をある程度付着した状態で固定すればLewy小体の検索が可能である．ただこの場合，副腎の重量測定の正確性が多少犠牲になる．交感神経節は無髄線維からなっており圧迫に脆弱であるので丁寧に採取する配慮が必要となる．

高齢者の約1/3は全身のどこかにLewy小体を認めるので[2-5]，前述の皮膚，副腎に加え，食道胃接合部や左室前壁もParkinson病やLewy小体型認知症の場合は検索対象に含める．食道胃接合部口側食道は，消化管におけるLewy小体の最好発部位であること，消化酵素による死後変化を受けにくいこと，

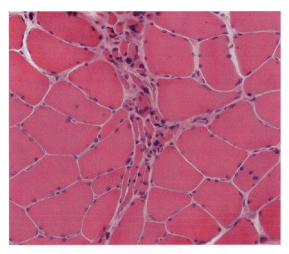

図5　凍結した筋肉組織の組織像（HE染色）
萎縮した筋線維の集簇（群集萎縮）とその周囲の比較的正常な筋線維が認められる．

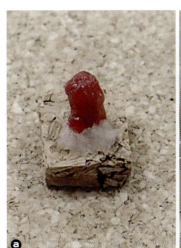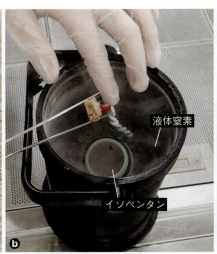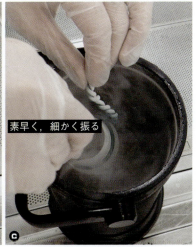

図6　筋肉の凍結法
a：採取した筋をトラガカントゴムを用いてコルク上に固定する．b：液体窒素内で冷やしたイソペンタン内に入れ，急速凍結を行う．c：冷却中はイソペンタン内で組織を素早く，細かく動かし続けることが重要である．イソペンタンは液体窒素内に入れ，容器の底面に白い結晶が少しつき始めた頃が筋凍結に用いる適切なタイミングである．

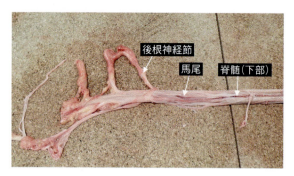

**図7 馬尾の肉眼像（右が頭側）**
採取後，前方の硬膜を開いた状態の脊髄である．脊髄だけでなく，馬尾や後根神経節も採取し評価を行う．

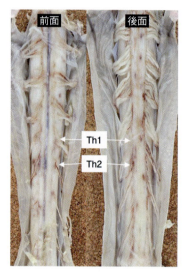

**図8 頸髄・胸髄の肉眼像**
前脊髄動脈が中央に存在する面が前面である．第1胸髄（Th1）と第2胸髄（Th2）の神経根径の差に注目し，髄節レベルを同定する．神経根径の差は後根のほうがわかりやすい．

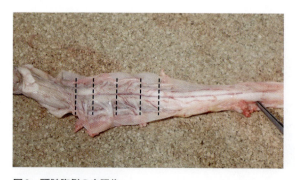

**図9 頸髄腹側の肉眼像**
頸髄腹側の硬膜を切開した像である．髄節の開始点（神経根の最頭側）を同定し，割面を作製する．神経根の太さによる髄節の同定法は本文参照のこと．

臨床的胃食道逆流の評価に有用であることから，切り出しの必須標本に含めている．実際，Meissner・Auerbach神経叢だけでなく，漿膜下神経叢にもLewy小体病理が出現する．また左室前壁は，本邦でLewy小体病の検索に汎用されているMIBG心筋シンチグラフィーとの対応で評価が要求される．これは心室の横断面の標本を作製していれば改めて作製する必要はない．

## 2 椎体骨・脊髄・馬尾・後根神経節

本邦では特別な場合を除いて脊髄を採取しない施設が多いが，末梢神経障害がある場合は後根神経節，馬尾に加え，脊髄の検索は必須である．通常，第4・8頸髄，第4・8・12胸髄，第5腰髄，第2仙髄を採取した後，髄節ごとに割を入れ標本にする．またALSの場合は，第1仙髄を電子顕微鏡的観察のために採取し，2.5%グルタール液で固定している．

一般に，Parkinson病のような変性疾患でも脊髄が採取されないことが多い．しかし，上位交感神経細胞の胞体は胸髄中間外側核に存在し，軸索は前根のB fiber（小径有髄線維）を構成する．自律神経障害はParkinson病の中核症状であり，脊髄採取は本来必須である．

### 1）後根神経節

後根神経節は椎間孔に近接しているため，採取には注意が必要である．一次感覚神経が存在する場所であり，脚気，抗Hu抗体・抗Yo抗体等を伴う傍腫瘍症候群，Guillain-Barré症候群や慢性炎症性脱髄性神経炎chronic inflammatory demyelinating polyneuropathy（CIDP）等では，後根神経節が採取されていないと診断に影響がでる．割面は橙色であり，同定に有用である．脳血液関門を欠くため，黄疸時には黄疸色を呈する．またアミロイドーシスでは沈着による腫大を示すことがある．

検体は通常のホルマリン固定パラフィン包埋が原則である．末梢神経障害の場合，電子顕微鏡的検索が必要となる場合があり，その場合はできる限り薄くスライスし，固定を良くする努力をする．

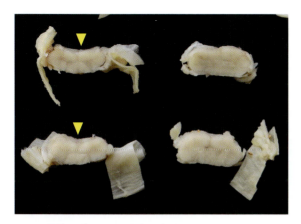

図10 頸髄のブーメラン変形の肉眼像
下位頸髄が前方からの圧迫によりブーメラン状に変形している（矢頭）．頸椎症性脊髄症の所見．

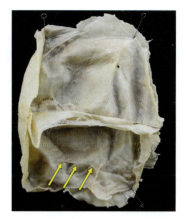

図11 慢性硬膜下血腫の肉眼像
硬膜の下に血腫膜が形成されている（矢印）．

## 2）馬尾

　脊髄の尾側端に位置する馬尾は，前根・後根の束であり，脊髄に連続する末梢神経近位を構成する（図7）．最近，髄膜播種の診断のために生検されることもあり，構造を知っておくべきである．出血，癒着，腫大の有無を確認後，通常の方法で固定する．切り出し時には紐で束ね，横断面の標本を作製する．

## 3）脊髄

　硬膜で包まれた脊髄は，取り出すときに圧迫や硬膜外転移の有無に注意する．通常，脊髄は硬膜に包まれたかたちで固定されることが多いが，腹側あるいは背側で硬膜を開き，板に洗濯ばさみで固定して吊すか寝かせることでより良い標本が得られる．くも膜下出血等の所見は背側を開いたほうが得やすいので，背側切開を標準にしている．固定後は腹側も正中部で開き，脊髄表面を観察する．くも膜下出血，髄膜播種の有無が注目点である．

　頸髄・胸髄の髄節は，第1・第2胸髄の後根に太さに差があることを利用して同定する（図8）．これは頸膨大の尾側が第1胸髄であることによる．髄節の開始は根の最頭側とされているので，その部位を丁寧に同定して割を入れる（図9）．しかし頸椎症性脊髄症のような局所圧迫病変が問題となる場合は，最も圧迫の強い箇所に割を入れる．

　腰髄・仙髄の場合は腰膨大の最尾側の第1仙髄と第2仙髄での根の太さの差に注目して同定する．た

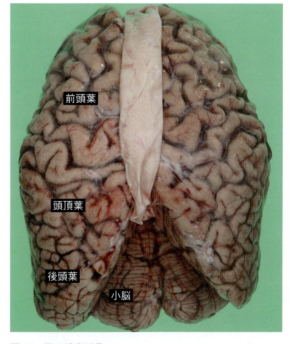

図12 脳の外表所見
前頭葉に萎縮を認める．前頭葉は頭頂葉や後頭葉に比して脳溝が開大している．

だ，最も太い髄節を第5腰髄とする同定法も簡便であり用いられている．

　髄節レベルは，頸髄・腰髄では脊髄の大きさと前角の形態からなれれば同定が可能である．腰髄で割面が最大なのは第5腰髄である．また第1胸髄には側角があり，第8頸髄は側角がなく，第2胸髄は第

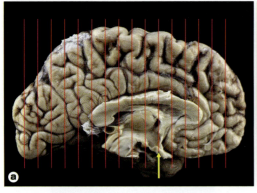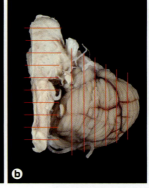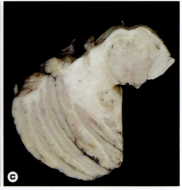

**図13 脳の割面の作製法**
基本的に，大脳(**a**)は冠状断，小脳(**b**)は矢状断，脳幹(**b**)は軸位断とする．東京都健康長寿医療センターでは半脳固定を採用しているため半脳で示しているが，全脳固定の場合もこの原則は同様である．まず大脳と脳幹を中脳の上丘・下丘間で水平に切離した後，大脳はまず乳頭体(矢印)を通る線で割を入れ，あとはそれに平行に割面を作製する．脳幹・小脳では左小脳を取り外し矢状断とし(**b**)，右小脳は脳幹に付けたまま水平断とする(**c**)．

l 胸髄に比べ割面が小さくなる．

　高齢者の下位頸髄は，腹側は突出した椎間板で，背側は両側黄色靱帯の肥厚で圧迫され，いわゆるブーメラン変形をきたしていることが多い(図10)．この場合，灰白質の破壊の有無が臨床症状の有無とほぼ相関する．的確な部位の標本を作製できれば，灰白質の慢性破壊性病変を検出することができる．

　脊髄が全長にわたり採取され，ALS，脊髄小脳変性症等，脊髄を原発的に侵す疾患の場合は全髄節を切り出すのが原則である．

## 3 脳および頭部

### 1) 頭髪

　CARASIL(常染色体劣性脳血管性白質脳症)の場合，禿頭が特徴とされる．小児疾患で有名なのはkinky hair diseaseで，特徴的ちぢれ毛を呈する．頭髪を毛根も含め固定せず保存しておくとDNAが収集でき，遺伝疾患の診断に役立つこともある点は考慮してよい．種々の神経変性疾患において，遺伝子異常の検索は診断のための必須項目となっている．

### 2) 頭皮

　開頭許可しか得られていない場合，皮膚所見を得るには頭皮の一部を取るしか方法がない．ただ汗腺や皮下脂肪組織がやや乏しいので，採取には限界がある．頭蓋骨転移の皮膚浸潤等は肉眼観察で確認可能である．

### 3) 頭蓋骨

　Aiを用いて頭蓋骨の評価が可能である．骨折・手術跡などの存在は，臨床歴を含め解剖前に注意する．多発性骨髄腫の症例でpunched out lesionを含む骨転移に関しては，当該部位の頭蓋骨を部分的に採取して組織学的検索に用いる．

### 4) 硬膜

　硬膜は硬膜外血腫，硬膜下血腫，上矢状洞血栓症などが観察対象であり，後二者は固定後のほうが観察しやすい．腫瘍浸潤の場合，DNA診断のための凍結標本採取の有無は原発巣との兼ね合いで判断する．

　固定後において硬膜下血腫の有無の判断基準は血腫膜の有無による(図11)．肉眼的には，ピンセットの柄先端で硬膜をなぞり血腫膜が剥がれることで確認できる．また，硬膜に垂直の割面を切り出し，標本にすることで組織学的にも診断できる．

### 5) 脳の外表所見

　脳の外表写真は極めて重要であり，放射線画像での代替はできない．特に脳回の萎縮(図12)，走行異常は割面にするとわかりにくくなる．外表観察でくも膜下出血の有無，軟膜の混濁の有無を確認する．ブレインリカバリーの場合，下丘レベルで脳幹と切断後，正中で脳・脳幹をそれぞれ半割する．続いてプレートを用いて大脳は冠状断で厚さ8 mmの

表1　脳の所見を取る際の表現

| 所見 | 説明 | 病理学的意義 |
|---|---|---|
| 脳回の萎縮 | 脳回が細くなり，脳溝が明瞭になる．萎縮の部位（前頭葉，側頭葉など）を記録しておく． | 脳の萎縮を示す前頭葉側頭葉型認知症，Alzheimer病，Creutzfeldt-Jakob病で顕著にみられる．ALSでは限局性に萎縮を示す． |
| 脳回の扁平化 | 脳の浮腫・腫脹により，脳回が頭蓋骨に圧排され，扁平化し，脳溝が狭小化する． | 種々の原因で脳が腫脹したことを意味する． |
| 脳出血 | 出血は血液が血管外に流出すること．頭蓋内出血部位の特定は時に困難であるが，その場合でも出血の範囲を適切に記載する． | 硬膜外血腫，硬膜下血腫，くも膜下出血，脳出血など出血部位により診断される．それぞれ病態が異なる． |
| 脳梗塞（図15） | 発症機序や発症後の時相により肉眼像が異なる．初期の段階では浮腫や腫脹が優位である．血管の再灌流により出血を伴うと出血性梗塞の像を呈する．長時間を経ると組織の軟化，萎縮が起きる．血管の支配領域と梗塞の大きさ・範囲を確認する． | 心原性脳塞栓症による梗塞（しばしば出血性），アテローム血栓性脳梗塞，小血管病変によるラクナ梗塞などを区別する． |
| 虚血性変化 | 軽微な虚血性変化は皮質・髄質境界部に注意して所見を取る． | 脳の皮質・髄質境界部は虚血に陥りやすい部位である． |
| 海馬の萎縮 | 海馬の萎縮により，側脳室下角部が開大する． | Alzheimer病，他の認知症で起こりやすい． |
| 乳頭体の萎縮 | 点状出血，褐色調の萎縮 | Wernicke脳症，ビタミン$B_1$欠乏症を示唆する． |
| 黒質・青斑核の褪色 | 褪色の有無を評価する． | Parkinson病，Lewy小体病で，メラニン含有細胞の脱落により黒色調が減弱する． |
| 脳室の拡張 | 4つの脳室の拡張の有無，拡張していたらその程度を評価する． | 水頭症，脳萎縮などで拡張がみられる．認知症の際には海馬の萎縮とともに隣接する側脳室下角の拡張がみられる． |
| ヘルニア | 種々の原因で頭蓋内圧が亢進することにより，脳が逃げ場を求めて移動し，損傷を受けるので，それを評価する． | 大後頭孔ヘルニア，大脳鎌ヘルニア，テント切痕ヘルニア（鉤ヘルニア，中心性ヘルニア）．中心性ヘルニアの場合には二次的に脳底部血管の穿通枝に牽引裂傷が生じて中脳にDuret出血が生じる．Kernohan切痕は鉤ヘルニアにより反対側の大脳脚がテント縁に押しつけられて損傷を起こす像．画像との連関に注意し記載する． |
| 淡蒼球・視床・視床下部・歯状核 | 局所病変としては脳血管障害病変については部位と大きさを記載する．これらの部位の変性疾患での病変は，「Ⅳ-7．神経変性疾患（ALSを含む）の検索」の項を参照されたい． | |

スライスを作製する．小脳と脳幹は厚さ5mmのスライスを作製する．この割面の所見が放射線画像と最も相関する．

脳ヘルニアは外表所見および割面の所見の両者を写真撮影して記録しておく．また，脳死の場合脳は融解しているので，肉眼所見を写真で記録しておくとともに，組織学的に頭蓋内血流が遮断されていたことの証明に上矢状洞が血栓で充満していることを確認する．

## 6）脳割面の作製と所見の取り方

大脳は冠状断，小脳は矢状断，脳幹は水平断が推奨される．基本的に大脳，脳幹，小脳は切り離し，それぞれ冠状断，水平断，矢状断面を作製するが，脳幹・小脳に関しては，左小脳は脳幹から外して矢状断，右小脳は脳幹に付けたまま水平断にすることが国際的によく行われている（図13）．これは上・中・下小脳脚の評価のためである．冠状断はMRI画像に従うと，前交連・後交連を結ぶライン（AC-PC line）に垂直に割を入れることが推奨される．全脳の場合は海馬に垂直，あるいは乳頭体と前中心溝を結ぶ線と規定されている．割面は全て写真撮影して記録することが重要である．

代表的な割面を図14に示す．また，脳の所見を表現する用語を表1に示す．

## 7）固定後観察・切り出し

脳の切り出しに関しては，病理診断に必須の切り出し部位（URL：http://www.mci.gr.jp/BrainBank/essential.jpg）が基本であるが，より詳細に検討する

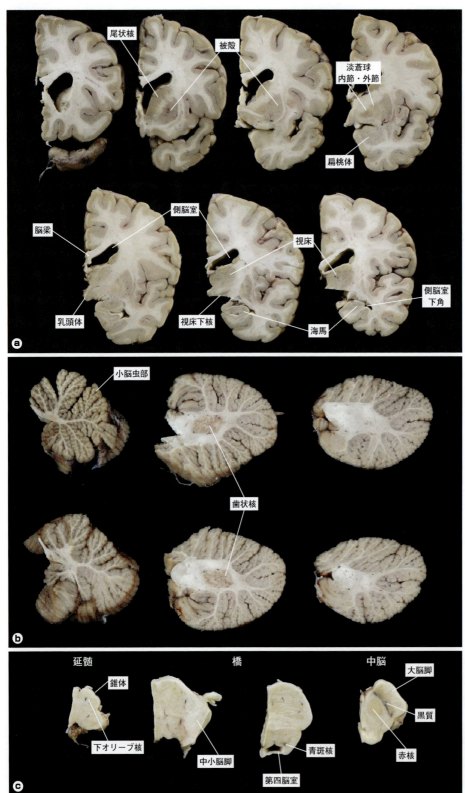

図14 固定後の脳の割面と代表的解剖学部位の名称
a：大脳の冠状断．
b：小脳の矢状断．
c：脳幹（延髄，橋，中脳）の水平断．

図15 脳出血の肉眼像およびCT像
a：くも膜下出血．a-1：脳底槽のくも膜下出血．a-2：同症例の頭部CT（脳底槽にくも膜下出血）．
b：脳出血．b-1：被殻出血．b-2：脳幹出血．

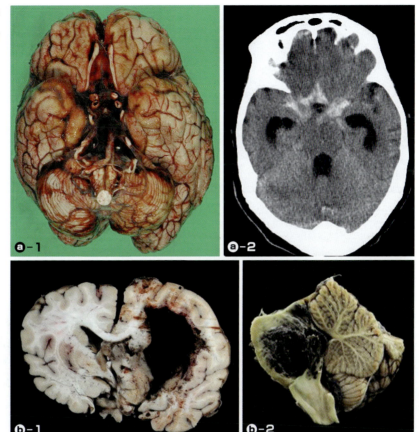

図16 脳梗塞の割面像
a：尾状核の穿通枝領域の陳旧性梗塞．尾状核内に小さな組織脱落（矢印）として認識される．
b：前大脳動脈領域の出血性梗塞．血管支配に従い区域性に梗塞を認める．出血を伴い暗赤色となっている（矢頭）．
c：中大脳動脈領域の陳旧性梗塞．長期間経過しており梗塞部位の高度な萎縮を認める（矢印）．基底核（尾状核・被殻）の部分も梗塞となっており，褐色調に変化している（矢頭）．

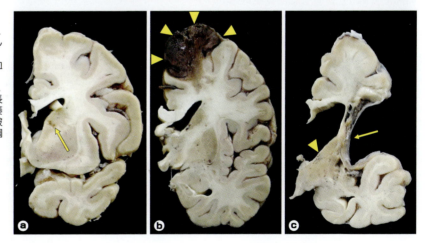

ためには東京都健康長寿医療センター高齢者ブレインバンクで行っているような研究用の切り出し法（URL：http://www.mci.gr.jp/BrainBank/complete.jpg）も必要となってくる．詳細は高齢者ブレインバンクホームページ（www.mci.gr.jp/BrainBank/）に記載しているので参照されたい．

## 4 脳の所見を取る際の表現

### 1）出血

【病理学的意義】 硬膜外血腫，硬膜下血腫（急性，慢性），脳（実質）出血など，出血部位により診断される．それぞれ病態が異なる．

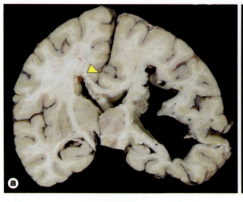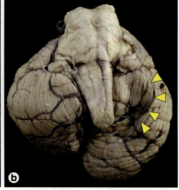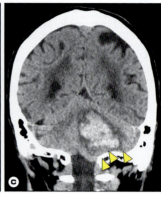

図17　脳ヘルニアの肉眼像およびCT像
**a**：左皮質下出血に伴う帯状回ヘルニア（大脳鎌ヘルニア）．左半球の腫大により，大脳鎌左方から右方にヘルニアが認められる（矢頭）．**b**：小脳扁桃ヘルニア（大後頭孔ヘルニア）．**c**：b症例のCT像．

### 2）梗塞

【病理学的意義】　塞栓は心原性か大血管原性かは心臓・頸部大血管病理の裏づけが必要である．しばしば出血性梗塞のかたちをとる．アテローム血栓性脳梗塞，小血管病変によるラクナ梗塞等を区別する．

### 3）虚血性変化

動脈支配域の境界部（ボーダーゾーン：第二前頭回，第二側頭回，頭頂間溝），海馬，小脳皮質が脆弱部位であり，注意して所見を取る．

【病理学的意義】　上記部位において，低酸素・虚血性変化としての，神経細胞体のいわゆる断血性変化（細胞質が好酸性となり，核が凝集し構造が認められなくなる）の有無に注意し記載する．

### 4）ヘルニア

【病理学的意義】　小脳扁桃ヘルニア，鉤ヘルニア，正中中心ヘルニア，帯状回ヘルニア等に分類される．正中中心ヘルニアを伴う場合は脳底静脈穿通枝の破綻でDuret出血が起きる．Kernohan切痕は鉤ヘルニアで対側大脳脚が飛び出す形態を指し，テントに押しつけられ損傷を受けるため，同側の錐体路症状を認める根拠として記載された．

### 5）基底核・視床・脳幹・小脳

これらの部位の血管病変は正確に記載する．各種変性疾患における特徴的病変は，「Ⅶ-7．神経変性疾患（ALSを含む）の検索」の項を参照されたい．

【病理学的意義】　ラクナ梗塞，小出血については，生前画像を参考にして，詳細に部位同定と記載を行う．

### 6）海馬の萎縮

歯状回，CA1〜4，海馬支脚，嗅内野，移行嗅内野，第三側頭回等を同定し記載する．

【病理学的意義】　Alzheimer病，海馬硬化等で特徴的萎縮を示す．一方Creutzfeldt-Jakob病では保存され，診断的に有用である．

（村山繁雄）

### ◆ 文　献 ◆

1) Ikemura, M., et al.：Lewy body pathology involves cutaneous nerves. J Neuropathol Exp Neurol 2008, **67**：945-953
2) Ito, S., et al.：Alpha-synuclein immunohistochemistry of gastrointestinal and biliary surgical specimens for diagnosis of Lewy body disease. Int J Clin Exp Pathol 2014, **7**：1714-1723
3) Saito, Y., et al.：Lewy body-related alpha-synucleinopathy in aging. J Neuropathol Exp Neurol 2004, **63**：742-749
4) Sengoku, R., et al.：Incidence and extent of Lewy body-related alpha-synucleinopathy in aging human olfactory bulb. J Neuropathol Exp Neurol 2008, **67**：1072-1083
5) Funabe, S., et al.：Neuropathologic analysis of Lewy-related α-synucleinopathy in olfactory mucosa. Neuropathology 2013, **33**：47-58

# III 所見の取り方の基本と鑑別疾患

# 16 骨および骨髄の所見の取り方

## はじめに

解剖時にルーチンで胸骨，椎体骨，大腿骨を採取している施設が多いと思われる．これらの組織の検索目的は骨と骨髄の評価の2種類ある．脊椎症や骨突起の肥厚などの骨の変形は病理解剖による検索よりも生前の放射線画像を観察したほうが評価しやすいが，肉眼的あるいは放射線画像的に評価できない項目について組織学的に評価する意義がある．一方，骨梁間腔に存在する造血組織の評価は病理解剖診断において重要である．骨髄の評価は椎体骨のみならず，胸骨，大腿骨も同時に行う．特に，大腿骨骨髄は脱灰せずに組織標本を作製できるので，免疫組織化学的検討にも用いることができる．骨髄の観察により，造血系疾患のみならず，血球貪食症候群など感染症に関する情報も得られる．

## 1 正常の骨と各部位の名称

椎体骨の名称は，図1に示すとおりである．腰椎と仙骨の境界部にある仙骨岬角を目印に，第5腰椎を同定する．また，長管骨では皮質骨（緻密骨）と海綿骨があり，海綿骨内に造血組織が存在する．

## 2 標準的なマクロ写真の撮り方

胸骨，椎体骨，大腿骨の写真は図2のとおりである．上下に注意して撮影する．骨髄の割面が観察できるように配慮して撮影する．鋸で切った場合は，骨梁間腔に骨小片が混入しているので，ブラシなどを使い除去した後に写真撮影する．

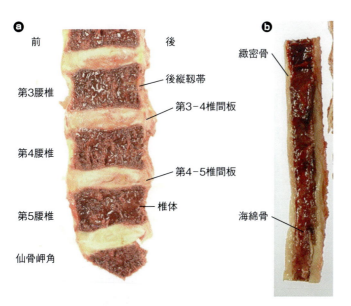

図1　椎体骨・大腿骨の割面像
a：腰椎の肉眼像（矢状断割面）．b：大腿骨髄（長軸の割面）．

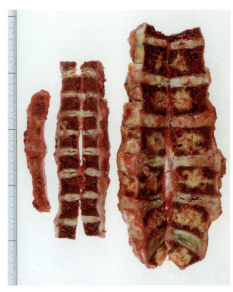

図2　胸骨・椎体骨の写真の撮り方
上下に注意して撮影する．

表1 骨格に関する所見とその臨床的意義

| 骨格の変化 | 説明 | 臨床的意義 |
|---|---|---|
| 彎曲(図3) | 前彎，後彎，側彎がある．加齢とともに後彎の傾向にある | 骨粗鬆症による圧迫骨折．椎間板脆弱性増加による変形 |
| 骨棘(図4) | 椎体辺縁で反応性の骨が増殖し，骨棘を形成する | 変形性脊椎症 |
| 圧迫骨折(図5) | 椎体の脆弱性が増し，椎骨が崩壊し上下方向につぶれる骨折 | 骨粗鬆症，転移性腫瘍，外傷 |
| Schmorl結節(図6) | 下部胸椎と上部腰椎の椎体中央部に好発．椎間板の髄核が椎体内に突出する | 椎間板ヘルニア，加齢，外傷，感染，骨粗鬆症，副甲状腺機能亢進症，Paget病，腫瘍性病変 |
| 造骨性変化 | 骨梁の肥大，増加により骨形成が増加 | 乳癌，前立腺癌の転移 |
| 融解性変化 | 骨梁が領域をもって融解 | 転移性腫瘍，多発性骨髄腫 |
| 骨梁の狭小化 | 骨梁の狭小化，量の減少 | 骨粗鬆症 |

表2 骨髄の所見とその臨床的意義

| 骨髄の所見 | 臨床的意義 |
|---|---|
| 細胞密度(図7) | 赤色髄，混合髄，脂肪髄，細胞髄 |
| 造血領域の拡大(大腿骨)(図8) | 白血病，多発性骨髄腫 |
| punched out lesion(図9) | 多発性骨髄腫 |
| 癌の転移(図10) | 乳癌，前立腺癌，肺癌，胃癌など |
| 膠様変性 | 低栄養，悪液質 |

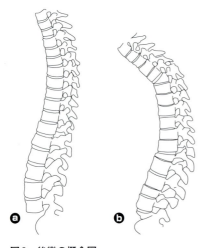

図3 後彎の概念図
**a**：正常の胸椎・腰椎の彎曲．**b**：後彎を示す胸椎・腰椎．

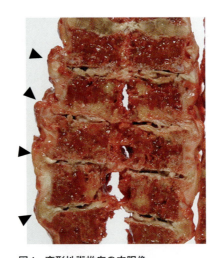

図4 変形性脊椎症の肉眼像
椎間板近傍の骨棘形成(矢頭)が目立ち，脊柱に凹凸が目立つ．本例では椎間板の変性も目立つ．

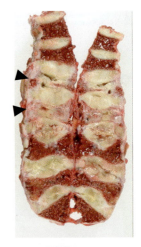

図5 圧迫骨折
第2，第3腰椎(矢頭)の圧迫骨折が目立つ．また，隣接する椎間板の肥厚を伴う．

## 3 所見の取り方の手順

骨格に関する所見の取り方(表1)は，変形の有無，骨折の有無，靱帯の変化，椎間板の変化などである．若年者では骨格の変化に乏しいが，高齢者では種々の変化が併存することがある．骨髄では造血組織の細胞密度，転移の有無，限局性病変の有無などに注意して観察する(表2)．

(新井冨生，野中敬介)

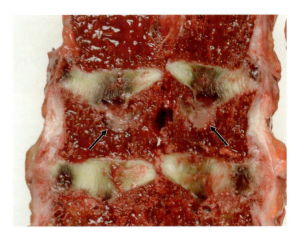

図6 Schmorl結節
椎間板の髄核が椎体内に突出する像(矢印)が認められる。これがSchmorl結節である。

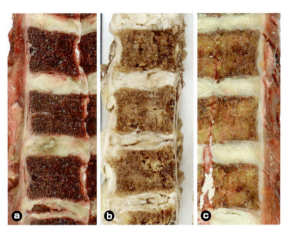

図7 細胞密度による肉眼像の差異
**a**：急性骨髄性白血病の骨髄．赤色調を呈する細胞密度の高い骨髄である(赤色髄)．**b**：軽度低形成性骨髄．骨髄の一部に脂肪化がみられる(混合髄)．**c**：再生不良性貧血の骨髄．黄色調を呈し，極めて低形成性骨髄である(脂肪髄)．

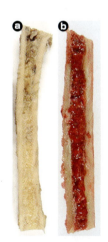

図8 大腿骨の造血域
**a**：加齢に伴い造血域が縮小し，脂肪髄に置換されていく．**b**：白血病では高齢者でも造血域が拡大する．

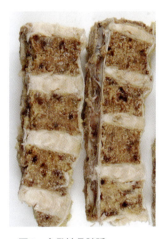

図9 多発性骨髄腫
punched out lesionが黒色調を呈し散在する．

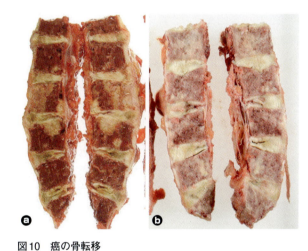

図10 癌の骨転移
**a**：肺腺癌の骨髄転移．結節状の転移巣が骨髄に散在する．**b**：前立腺癌の骨髄転移．びまん性に造骨性骨髄転移を示す．

# Ⅳ 特定の疾患に対する特殊検査

# 1 異性間臍帯血移植：性染色体FISH法

## 1 性染色体FISH法の目的・意義

　FISH (fluorescence *in situ* hybridization) 法は，DNA中の特定領域を検出する技術である．医学分野においてFISH法は，先天性疾患や腫瘍の診断，遺伝子マッピング，治療や予後の評価など多岐にわたり利用されている．

　それらの中で，性染色体FISH法はX，Y染色体を染め分けることにより，性染色体に関連する疾患や異性間臓器移植の臨床に多大な情報を提供している．例えば，Turner症候群，Klinefelter症候群等の性染色体の数的異常の診断に用いられる．また，異性間臓器移植を実施した際，生着の確認や再発の発見に利用されている．さらに，臓器移植後に発生した造血器腫瘍や固形腫瘍，組織内に浸潤したリンパ球が，ドナーとレシピエントいずれの細胞由来であるかの判別が必要な場合に実施される．

　解剖例では異性間臓器移植後の状態を検討する目的で，性染色体FISH法を行うことが多い．この場合，全身の臓器でドナー細胞の生着状態をパラフィン切片を用いて確認することが可能である．

## 2 性染色体FISH法の原理

　DNAには，アデニン(A)，グアニン(G)，シトシン(C)，チミン(T)の4塩基があり，その相補的塩基対の水素結合により二重らせん構造を形成している．標本中のDNAに熱を加えると，その水素結合が解離しDNAは一本鎖になる．そこへX染色体，Y染色体に対応するプローブを反応させると一本鎖DNAとプローブは相補性により結合する．プローブには異なる蛍光色素が標識されているため，蛍光顕微鏡では異なる色でX染色体，Y染色体を確認することができる(**図1**)．

## 3 組織の採取

　FISH法を実施する際，組織は新鮮で変性が少ないほうがよい．死後経過時間が長い場合はシグナルが減弱し，検出できないことがある．解剖例である以上，死後の変化による変性は免れないが，可能な限り迅速な解剖が望まれる．

　採取する組織は融解や壊死の部位は避け，形態の保持された部位を切り出す．固定液が速やかに浸透

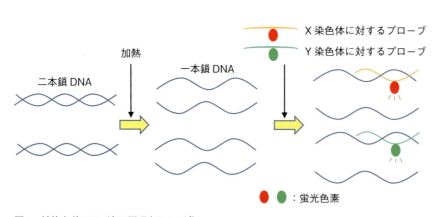

図1　性染色体FISH法の原理(イメージ)

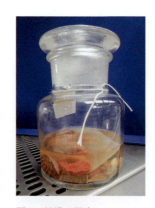

図2　組織の固定
解剖時に組織を切り出して速やかに固定液に入れる．

するように厚さは5 mm以内に切り出し固定液に入れる(図2). 固定液は, 10%中性緩衝ホルマリンが推奨される. 固定時間は6～24時間程度である. 過度な固定もシグナルの発光に影響を及ぼすため最長でも48時間以内には完了する. 固定完了後は組織をトリミング, 整形し, 速やかにパラフィンブロック作製の作業に移行する(図3).

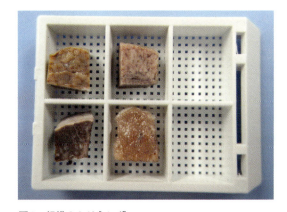

図3 組織のトリミング
プローブ液の滴下範囲を考慮しながら組織をトリミングしてカセットに詰める.

表1 パラフィン切片の性染色体FISH法工程（文献1を参考に作成）

| 脱パラフィン | (1) キシレン7分×3回 <br> (2) 100%エタノール1分×2回 <br> (3) 風乾 |
|---|---|
| 前処理 | (4) 0.2 N塩酸 20分 <br> (5) ミリQ水 10分 <br> (6) 1 Mチオシアン酸ナトリウム 80±2℃ 30分 <br> (7) ミリQ水 3分 |
| 酵素処理 | (8) 0.1%ペプシン溶液 37℃ 15分 <br> (9) ミリQ水 3分 <br> (10) 100%エタノール1分×2回 <br> (11) 風乾 <br> (12) RNase A溶液(1% RNase A 100 μL＋PBS 40 mL) 37℃ 10分 <br> (13) PBS 5分 <br> (14) 70%, 90%, 100%エタノール 各2分 <br> (15) 風乾 |
| エージング処理 | (16) 0.1% NP-40/2×SSC[*1] 37℃ 30分 <br> (17) 70%, 90%, 100%エタノール 各1分 <br> (18) 風乾 |
| 熱変性 | (19) 変性溶液(70%ホルムアミド/2×SSC)[*1] 73℃ 5分(図4) <br> (20) 70%, 90%, 100%エタノール 各1分 <br> (21) 風乾 |
| ハイブリダイゼーション[*2] | (22) スライドガラスを伸展板で2分程温める <br> (23) プローブ液を滴下し, カバーガラスを被せる[*3] <br> (24) ペーパーボンドでカバーガラスの周囲をシールする(図5) <br> (25) 遮光湿潤箱に入れ, 42℃のインキュベーターでオーバーナイト(図6) |
| 洗浄 | (26) ペーパーボンドを取り除き, 2×SSC[*1]に入れる 5分[*4] <br> (27) ホルムアミド洗浄液(50%ホルムアミド/2×SSC)[*1] 45℃ 10分×3回 <br> (28) 2×SSC[*1] 45℃ 10分 <br> (29) 0.1% NP-40/2×SSC[*1] 45℃ 5分 <br> (30) 2×SSC[*1] 5分 <br> (31) 70%, 90%, 100%エタノール 各1～2分 |
| 対比染色 | (32) DAPI含有蛍光染色用封入剤を滴下し, カバーガラスで封入する <br> (33) 無蛍光のマニキュアでカバーガラスの周囲をシールする |

[*1]: 変性溶液, ホルムアミド洗浄液, 0.1% NP-40/2×SCC, 2×SSCは, pH7.0～7.5に調整する.
[*2]: 以後の作業は暗室下で行う.
[*3]: プローブ液が二本鎖DNAの場合, 73℃で加熱して熱変性をしてから滴下する.
[*4]: カバーガラスは無理に剥がさず, 自然に落ちるのを待つ.

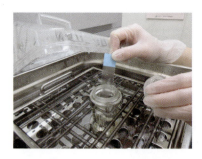

図4 熱変性
恒温槽で加熱した変性溶液で切片の熱変性をする．変性溶液の液温が73℃であることを確認する．

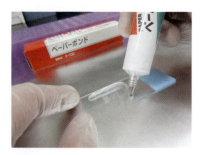

図5 ペーパーボンド
プローブ液濃度の変化を防ぐため，カバーガラスの周囲をペーパーボンドでシールする．

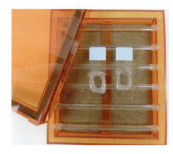

図6 ハイブリダイゼーション
湿潤箱の蓋をして，42℃のインキュベーターへ入れる．

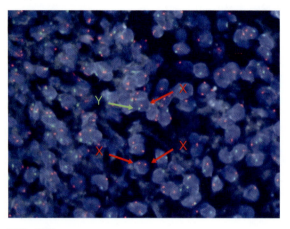

図7 肝臓
レシピエント；男性．女児臍帯血移植後．

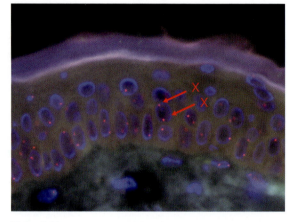

図8 皮膚
レシピエント；女性．男児臍帯血移植後．

### 4 切片の作製

プローブ液の滴下量10μLあたりのターゲットエリアは22×22mmを基準とする．スライドガラス上の組織は，ターゲットエリア内に収まるように配置する．配置した組織の面積が大小する場合はプローブ液の滴下量を加減する．

切片の厚さは5μm．作業工程で高温処理があり切片が剥離しやすいため，シランコーティングガラスに載せ，伸展，乾燥をしっかりと行う．薄切後，速やかにFISH法を実施するのが望ましいが，やむをえず保存する場合は，－20℃下に置く．

連続切片でHE染色標本を作製しておくと，蛍光標本の観察をするときに構造や細胞の確認をしながら検索できる．組織マイクロアレイを利用すると，一枚のスライドガラス上で多数の組織をまとめて反応できるため効果的である．

### 5 パラフィン切片の性染色体FISH法工程

パラフィン切片の性染色体FISH法工程を表1に記す．

### 6 標本の観察

それぞれの蛍光色素に適するフィルターを選択して蛍光観察を行う．

X/Yプローブのシグナル検出例を図7，8に示す．（CEP X Spectrum Orange/Y Spectrum Green DNA Probe Kit, Abbott, 07J20-050を使用）

〔長谷川康子〕

◆ 文 献 ◆

1) 藤沢薬品医療関連事業部 技術センター：フジサワFISH実技講習会 操作マニュアル，2002, 56-61

# Ⅳ 特定の疾患に対する特殊検査

# 2 解剖例からの細胞診標本作製

## はじめに

特殊検査や細胞検査士のスキルアップのために，また，primary effusion lymphoma など体腔液内の腫瘍細胞を証明する必要がある症例では，解剖時に細胞診標本を作製することがある．例えば，腫瘍の捺印や体腔液，アスベスト小体の検出などが挙げられる．ホルマリン固定後には作製不可能であるため，解剖中に速やかに採取できるよう，事前の聞き取り，準備が必要となる．なお，検体採取および処理に使用する器具，検体処理，固定，染色は通常の細胞診標本作製と同様である．

## 1 使用器具等

- 95％エタノール
- スライドガラス
- 引きガラス
- ドライヤー（Giemsa 染色標本を作製する場合）
- シリンジ（20 mL 程度）
- 針（19 ゲージ程度）
- スピッツ
- スポイト
- ビーカー
- 滅菌済み綿棒や容器＊
- ガスバーナー＊
- スパーテル＊

（＊：細菌検査用検体採取に使用）

## 2 擦過・捺印塗抹

病変部から直接細胞を採取し，細胞診標本を作製する．硬いため細胞採取が困難な組織は擦過し，軟

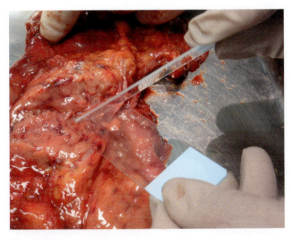

図1 組織からの擦過
膵臓に割を入れ，スライドガラスの角を使って病変部の細胞を削ぎ落とすようにこすり，細胞成分をもう1枚のガラスに載せる．

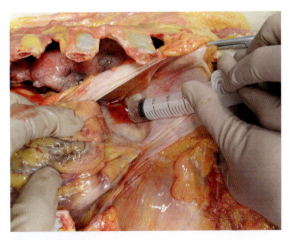

図2 心嚢液採取
心膜を開け，心嚢腔内にシリンジを入れ込み吸引する．適宜，心臓を動かすと吸引しやすくなる．

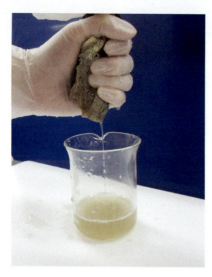

図3 肺しぼり液採取
ホルマリン固定されている肺を取り出し、ビーカー等の口の広い容器の上で、組織内に含まれているホルマリン液をしぼり出す．

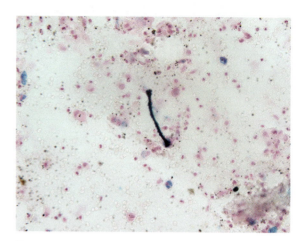

図4 アスベスト小体（ベルリン青染色）

らかく，細胞成分に富む組織は捺印するとよい．

〔方法〕
・スライドガラスの角を使って病変部の細胞を削ぎ落とすようにこすり，細胞成分をもう1枚のガラスに載せ，すり合わせる（図1）．病変部が被膜等で覆われている場合には，割を入れた後，採取する．
・病変部に直接スライドガラスを押し付けて，塗抹する．細胞量が多い場合にはもう1枚ガラスを用意し，すり合わせる．

### 3　体腔液

メスによるコンタミネーション防止には切開前に体表から穿刺吸引する方法が望ましい．また，ご遺体を長時間静置した場合は，細胞成分が背面に沈殿するため，ご遺体を左右に傾け，細胞を浮遊させてから採取する．

〔方法〕
・多量の体腔液が貯留している場合には，切開前に体表からシリンジ針を刺して採取する．心嚢液は，肋骨を取り除き，心膜が見えたところで穿刺する．
（注意点）：肺，腸，心臓など周囲の組織を傷つけないように注意する．
・胸腹部や心膜を開けた後，針を付けていないシリンジを直接入れ込み，吸引する（図2）．

### 4　尿管尿

尿管に直接スポイトを挿入し，左右それぞれから採取する．

### 5　骨髄塗抹

血液疾患の診断において，骨髄生検などの病理組織標本は個々の細胞形態の詳細な観察には不向きである[1]．そのため，血液疾患で生前，骨髄穿刺を施行していない場合などに薄層骨髄塗抹標本が有用となることがある．大腿骨を開け骨髄を採取する際に，薄層骨髄塗抹標本を作製する．

（注意点）：赤色髄部分で標本作製を行う．骨成分が混入すると塗抹が困難となる．染色は血液検査室への依頼が望ましい（May-Grünwald-Giemsa二重染色，Wright-Giemsa二重染色，Giemsa染色など）．

図5　スパーテル
肋間部にガスバーナーで焼いたスパーテルをあて，焼灼滅菌巣をつくる．

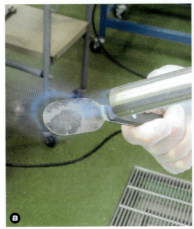
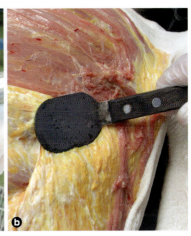

## 6 肺しぼり液（アスベスト小体の検出）

　悪性中皮腫などのアスベスト関連肺疾患の診断や認定にあたり，アスベスト小体を証明することが必須である．しかし組織標本中のアスベスト小体を見出す方法は標本作製部位や観察者による検出率に差があり，偽陰性が生じやすい．ホルマリン固定後の肺をしぼって，そのしぼり液からアスベスト小体を検出する方法を紹介する[2]．

〔方法〕
① ホルマリン固定されている肺を取り出し，ビーカー等の口の広い容器の上で，組織内に含まれているホルマリン液をしぼり出す（図3）
② ①のホルマリン液をスピッツに集め，3,000 rpm，5分遠心
③ 沈渣をスライドガラスへ塗抹
④ 乾燥
⑤ キシレンに浸漬，封入
⑥ 顕微鏡のコンデンサーを下げて観察
⑦ ベルリン青染色を行うことで発見が容易になる（図4）

## 7 細菌検査用検体採取

　臨床医より細菌検査を依頼され，膿瘍などから検体を採取することがある．解剖開始前に，滅菌済み綿棒や容器等を用意する．病変部を開ける際には未使用のメスを用いて，コンタミネーションを防止する．また，体腔液を採取する際には，ガスバーナー等で焼いたスパーテルをあて，焼灼滅菌巣をつくり，そこからシリンジ針で採取する方法もよい[3]（図5）．

（浜島裕理，江坂四季音）

◆　文　献　◆

1) 村上純子：The「骨髄検査」血液検査室"スメア"vs 病理検査室"クロット/バイオプシー"．埼臨技会誌 2015，**62**：118
2) 岡　輝明 ほか：アスベスト小体検出の簡便法（肺組織しぼり法）．日臨細胞誌 2007，**46**（Suppl. 1）：235
3) 八木弥八：病理解剖時の臓器摘出法と検体採取法ならびにその処理法．Medical Technology 1985，**13**：33-39

# IV 特定の疾患に対する特殊検査
## 3 解剖例における電子顕微鏡試料作製法（戻し電顕法）

### はじめに

解剖例においても稀な症例やその組織（細胞）の微細構造的特徴や局在を電子顕微鏡を用いて把握したいときがある．予め電子顕微鏡用に試料を採取していない場合，1）ホルマリン固定組織，2）パラフィン包埋組織，3）凍結切片等から電子顕微鏡試料を作製することになる．

### 1 ホルマリン固定組織の場合[1]

組織片を1 mm角に切りホルマリン色素の除去のため一晩水洗．その後pH7.4/0.1Mリン酸緩衝液で再び洗う．次に電顕前固定液（2.5%グルタールアルデヒド），後固定液（1%四酸化オスミウム）に浸漬し，型のごとく脱水，エポン樹脂包埋後，超薄切片を作製し二重染色して観察する．

### 2 パラフィン包埋組織の場合[2,3]

パラフィンブロックから組織を取り出し電顕試料にするが，最近は目的によってスライドガラスに貼り付けした未染色の薄切切片から電顕試料を作製することが多い．パラフィン切片の場合は，バット内で脱パラフィン操作を行い水洗後，2.5%グルタールアルデヒド液で1〜2時間固定しリン酸緩衝液でリンスした後，2%タンニン酸水溶液に30分入れる（コントラストを高める）．その後1%四酸化オスミウムで1時間固定する．アルコール系列で脱水し最後はエポン樹脂で目的の細胞上にエポンカプセルを逆倒立させる（図1）．この方法には以下の注意点がある．ホットプレートで100℃前後まで温めた後，熱膨張を利用して瞬間的に電顕ブロックを剥がすことが大変重要である（図2）が，剥がしたエポン側に切片が移行しているか顕微鏡下で確認する（図3）．

### 3 凍結切片の場合

未固定組織をOCTコンパウンドに包埋しクリオスタットで薄切した後，2.5%グルタールアルデヒド液で30分固定し，リン酸緩衝液でリンスする．それ以降はパラフィン包埋組織の処理と同様に電顕試料を作製する．この方法により作製した皮膚の電顕写真を図4に示す．この方法で作製した電顕試料の微細構造はあまり良好に保存されないが，病理診断分野ではたとえ微細構造の保存が悪くても**表1**に示すような疾患や病態の証明のための電顕所見を得られるという点で意義がある．

（長谷川文雄）

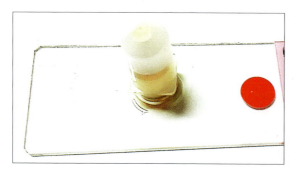

図1　スライドガラスに樹脂をかぶせるカプセルを逆倒立．

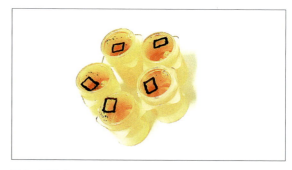

図2　電顕ブロック
熱を加え剥がす．黒枠は細胞を示す．

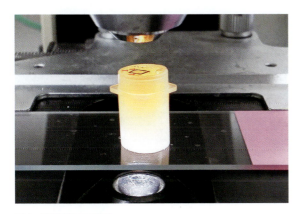

図3 顕微鏡下で確認
電顕ブロック側に切片が移行，赤小矢印は細胞．

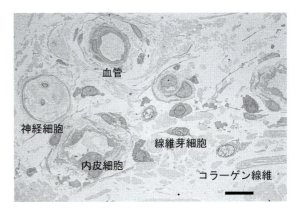

図4 凍結切片から作製した超薄切片
皮膚真皮層の電顕像．bar：10μm．

表1 解剖例で確認しうる構造物と病態

| | 構　造　物 | 病　　態 |
|---|---|---|
| 1 | 核内ウイルス顆粒 | 進行性多巣性白質脳症（PML）や他のウイルス感染症 |
| 2 | 核内線維 | 神経核内封入体病（NIHID） |
| 3 | ミトコンドリア内のパーキングロット封入体構造 | ミトコンドリア脳筋症 |
| 4 | アミロイドフィラメント | アミロイドーシス |
| 5 | Merkel細胞の有芯小胞顆粒 | Merkel細胞癌 |
| 6 | マクロファージの細胞内に針構造 | 副腎白質ジストロフィー（ALD） |

PML, progressive multifocal leukoencephalopathy；NIHID, neuronal intranuclear hyaline inclusion disease；ALD, adrenoleukodystrophy.

◆ 文　献 ◆

1) 山本一郎 ほか：ルティーン生検，剖検の固定材料からの電顕によって得られた診断的価値ある症例，推賞さるべき事例．臨床病理 1972, **20**：689-701
2) Widehn, S., et al.：A rapid and simple for electron microscopy of paraffin-embedded tissue. Ultrastruct Pathol 1988, **12**：131-136
3) 永野俊雄：透過電子顕微鏡生物試料作製ハンドブック，丸善，1990, 95-97

# IV 特定の疾患に対する特殊検査

# 4 感染症の検索

## はじめに

　病理解剖例の死因や病態を明らかにする際に，感染症に関する検討は欠かせない．特に最近は原病や治療の影響により免疫抑制にある患者が増加しているので，日和見感染例が増加している．また，高齢者の比率も増加しているので，肺炎や尿路感染も増加している．これらの感染症の原因となる病原体の多くは細菌，真菌，ウイルスであり，それぞれ検索方法が異なる．

## 1 細菌感染の検索

　細菌はGram染色の染色性や形態のみから菌種を特定することは困難なことが多いうえ，最終診断は細菌学的に行うのがゴールデンスタンダードであるので，病理解剖中起炎菌を同定する必要性を認めた場合には，感染巣から無菌的に検体を採取し，細菌検査室に提出し検討を依頼する．無菌操作に関しては，「IV-2-7．細菌検査用検体採取」の項を参照していただきたい．固定後に細菌感染巣がみつかり精査したい場合は，表1に示すような検索法がある．

　なお，近年質量分析法を用いた細菌の新しい同定法が普及しつつあり，病理解剖の検体への応用も期待される．

## 2 真菌感染の検索

　真菌感染症は，免疫抑制薬治療や血液疾患をはじめとする悪性腫瘍など免疫能が低下している症例の病理解剖でしばしば遭遇する．真菌の多くはその形態から菌種を類推することが可能であるが，最近既知の菌種に類似しているものの，今まで一般的に知られた菌種とは異なる菌種が次々と同定されている．細菌と同様に，真菌の同定も最終的には真菌学的に同定するのがゴールデンスタンダードであるが，病理医がホルマリン固定された検体から検討できる方法を表2に記す．

## 3 ウイルス感染の検索

　死戦期には体内に潜んでいたウイルスが再活性化して顕在化することがあるため，外部からの感染がなくとも，病理解剖ではウイルス感染を見出すことが比較的多い．代表的なウイルス感染とその検出法について簡単に記す（表3）．

## 4 その他

　「感染症の予防及び感染症の患者に対する医療に関する法律」による保健所への報告が必要な感染症

表1　病理解剖症例における細菌の検索法

| 検索法 | 摘要 |
|---|---|
| HE染色 | 通常のHE染色でも球菌か桿菌かの区別がつくことがある． |
| Gram染色 | 組織学的に細菌塊がみられれば，Gram染色を施行し，Gram陽性・陰性，球菌・桿菌の鑑別がある程度可能である． |
| Ziehl-Neelsen染色 | 結核菌をはじめとする抗酸菌感染症の検出． |
| 免疫染色 | 結核菌，緑膿菌，大腸菌，ピロリ菌などに特異的に反応する抗体が市販されている． |
| PCR法 | 結核菌，非定型抗酸菌，MRSAをはじめとして，細菌特異的な塩基配列を検出することにより細菌を同定する方法である．検体がホルマリン固定されているので，150 bp程度までの増幅は可能であるが，それ以上であると検出が困難なのでプライマーの設計に工夫が必要である．サーマルサイクラーなどの器具が必要． |

表2　病理解剖症例における真菌の検索法

| 検索法 | 摘要 |
|---|---|
| Grocott染色 | 既知のCandida, Aspergillus, Mucor, Cryptococcusに関しては形態，病変の広がり方，生体の反応などからある程度推定可能． |
| 免疫染色 | Candida, Aspergillusに対する抗体が市販されている． |
| In situ hybridization法 | 真菌特異性のあるRNAあるいはDNAの標的部分と相補的な塩基配列を有するプローブを用いて，組織切片上で検出する． |
| PCR法 | 各種真菌に特異的なプライマーを用いて，DNA増幅の有無を検討する． |

表3　病理解剖症例におけるウイルスの検索法

| ウイルスの種類 | 検出法 | 病理学的所見 |
|---|---|---|
| 単純ヘルペスウイルス | IHC | 口腔から食道の潰瘍性病変．<br>感染細胞にすりガラス状核・多角核の出現など． |
| サイトメガロウイルス | IHC | 肉眼的に病変を推測することは困難．<br>特徴的なOwl's eye核内封入体．<br>感染は副腎，膵，肺，消化管などに多くみられる． |
| Epstein-Barrウイルス | IHC, ISH | リンパ増殖性疾患，悪性リンパ腫，胃癌などで感染がみられることがある． |
| 水痘帯状疱疹ウイルス | IHC | 口腔から食道にかけての小潰瘍性病変，帯状疱疹．全身感染症では全身臓器（特に肝，脾，骨髄など）．Cowdry type Aの核封入体． |
| 肝炎ウイルス | ビクトリア青染色，オルセイン染色，PCR | ビクトリア青染色，オルセイン染色でHBs抗原を検出できるが，最近はあまり施行されない． |
| JCウイルス | IHC, PCR | 進行性多巣性白質脳症疑いの際に検討． |

表4　5類感染症リスト

- ウイルス性肝炎（E型及びA型を除く）
- カルバペネム耐性腸内細菌科細菌感染症
- 急性脳炎（ウエストナイル脳炎，西部ウマ脳炎，ダニ媒介脳炎，東部ウマ脳炎，日本脳炎，ベネズエラウマ脳炎及びリフトバレー熱を除く）
- クリプトスポリジウム症
- クロイツフェルト・ヤコブ病
- 劇症型溶血性レンサ球菌感染症
- 後天性免疫不全症候群
- ジアルジア症
- 侵襲性インフルエンザ菌
- 侵襲性髄膜炎菌
- 侵襲性肺炎球菌
- 水痘（入院例に限る）
- 先天性風しん症候群
- 梅毒
- 播種性クリプトコックス症
- 破傷風
- バンコマイシン耐性黄色ブドウ球菌感染症
- バンコマイシン耐性腸球菌感染症
- 百日咳
- 風しん
- 麻しん
- 薬剤耐性アシネトバクター感染症

のうち1～4類の疾患は病理解剖で遭遇する頻度は低いと思われる．しかし，5類感染症は遭遇する可能性があるので，病理医も認識しておく必要がある（表4）．なお，プリオン感染の詳細についてはCreutzfeldt-Jakob病の項目（Ⅳ-9項）を参考されたい．

どうしても解明できない感染症の病態に遭遇した場合は，国立感染症研究所，地域の保健所に相談することも考慮すべきである．

（新井冨生，石渡俊行）

◆　文　献　◆

1) 木村雅友：病院病理部で取り扱う深在性真菌症．日医真菌会誌 2008, 49：269-273
2) 若山　恵 ほか：教育シリーズBasic mycology 病理診断．日医真菌会誌 2013, 54：27-37
3) Walsh, T. J., et al.：Early clinical and laboratory diagnosis of invasive pulmonary, extrapulmonary, and disseminated mucormycosis (zygomycosis). Clin Infect Dis 2012, 54 (Suppl 1)：S55-S60
4) Munoz-Cadavid, C., et al.：Improving molecular detection of fungal DNA in formalin-fixed paraffin-embedded tissues：comparison of five tissue DNA extraction methods using panfungal PCR. J Clin Microbiol 2010, 48：2147-2153

# Ⅳ 特定の疾患に対する特殊検査

## 5 刺激伝導系の検索

### はじめに

洞房結節と房室結節は，心房の脂肪組織・結合組織内に存在し，その評価には組織学的検索が必要である．房室結節は「田原結節」で知られる田原淳により1906年に発見された．田原は心臓の連続切片作製・観察により房室結節，His束，左脚，右脚の存在を明らかにした．刺激伝導系の形態異常を肉眼で確認することは難しい．伝導異常が数mmの微小な病変によっても起こりえるし，形態学的に異常を確認できない症例も多数存在する．このため田原結節の発見より現在まで，何千枚にも及ぶ連続切片を作製・観察することにより行われてきた．

現在でも，労力およびコストの観点から刺激伝導系の連続切片を施行できる施設は少ない．しかしながら，たとえ連続切片が作製できなくとも臨床的に房室ブロックが問題となるような症例では刺激伝導系の組織学的検索を行うことは重要である．数枚の標本で病変を確認できることもあるし，たとえ確認できなくとも病変の存在が疑われれば，そこから連続切片を作製すればよい．

この項では，刺激伝導系の切り出し方法に重点を置いて説明を行い，連続切片作製方法についても短く触れる．

### 1 刺激伝導系の解剖学的指標となる各部位の名称

洞房結節は成人では約10×5 mm，房室結節は約5×4 mmほどの非常に小さな構造である．いずれも心房の結合織内に存在しており，心内膜面や心外膜面から観察することはできない．切り出し時の割面で肉眼的に小さな筋束として認識できることもあるが，刺激伝導系は解剖学的指標を用いて切り出し，組織学的にその存在や病変を検索するのが一般的で

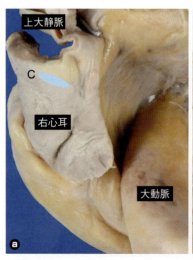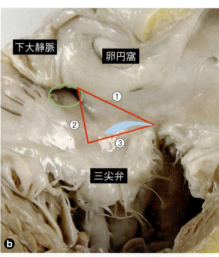

**図1 洞房結節と房室結節の解剖学的指標および推定部位**
**a**：洞房結節．洞房結節を右心房前面よりみる．洞房結節は上大静脈と右心房との境界線である分界稜crista terminalis(C)の近傍の，心外膜下より数mmのところにある．洞房結節のおおよその位置を空色で示した．洞房結節の部位・サイズ・形態には個人差が大きくあることに注意されたい．
**b**：房室結節．房室結節はKoch(コッホ)の三角の範囲内に存在する．Kochの三角の3辺は，①tendon of Todaro，②冠状静脈洞開口部(緑の円)，③三尖弁輪よりなる．房室結節のおおよその位置を空色で示した．房室結節の部位・サイズ・形態には個人差が大きくあることに注意されたい．

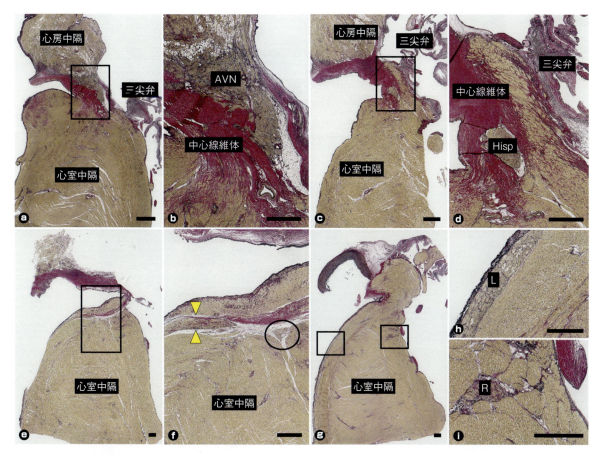

**図2 房室結節の組織像**
a, b：房室結節(AVN)は心房中隔の右側基底部，中心線維体の心房側に沿うようにして存在する(bはaの拡大像)．c, d：房室束が中心線維体を貫通するとHis束となる．図はHis束貫通部(Hisp)を示す(dはcの拡大像)．e, f：心室中隔頂部で左脚(矢頭)と右脚(円)に分かれる(fはeの拡大像)．g〜i：左脚(L)は左心室心内膜直下を下降する．右脚は右心室心内膜下を下降したのち，心筋内に入り込んで走行する(R)(h, iはgの拡大像)．bar = 1 cm.

ある(図1〜4)．

洞房結節は上大静脈と右心房との境界線であるsulcus terminalis(右心房分界溝)と右心耳の前稜が交わる付近の，心外膜下より数mmのところにある．sulcus terminalisは心内膜面の分界稜crista terminalisに相当する．洞房結節の中心を洞房結節動脈が貫通することが多い．洞房結節動脈は直径1mmほどの血管として肉眼でも確認することができることがある．これらが洞房結節の解剖学的指標となる．

房室結節は心房中隔の右側基底部，冠状静脈洞の前方，心房・心室の線維性隔壁をなす中心線維体の心房側に沿うようにして存在する(図1, 2)[1]．房室結節の解剖学的指標はKoch(コッホ)の三角と呼ばれる．Kochの三角の3辺は，冠状静脈洞開口部，三尖弁輪，tendon of Todaroよりなり(図1)，このKochの三角の範囲内，右心房の心内膜下に房室結節は存在する．房室結節が中心線維体に入るとHis束貫通部となり，心室中隔頂上部で中心線維体を出たHis束分岐部が左脚と右脚に分かれる(図2)．左脚は心室中隔膜性部の直下の心室中隔上部の左心室内膜直下に現れ，扇状に心内膜下を下降する．左脚のさらなる分岐については，前枝・後枝の2分岐に加え中隔枝の存在も議論されているが，詳細は成書に譲る．一方，右脚は左脚と別れたあと右心室心内膜下を大きく弧を描きながら下降する．Lancisiの円錐乳頭筋(Lancisi's muscle)の近辺で心筋内に入り込んで心尖部方向へ下行し，再び心内膜下に浮上してmoderate band内を走行する．

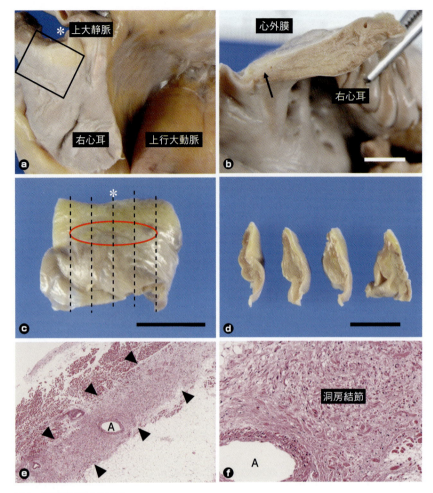

**図3 洞房結節の切り出し**
**a**：図の四角（＊は**c**の＊に対応）に示すように上大静脈，右心耳を含め塊として切り出す．**b**：血流に沿って切開した割面にも，洞房結節動脈が観察できる（矢印）．**c**：塊として切り出したブロック（＊は**a**の＊に対応）．おおよそ円で囲んだ位置に洞房結節は存在するが，洞房結節の部位には個人差が認められる．**d**：**c**を3mmほどの厚さにスライスする．ここでも割面を観察すると直径1mmほどの洞房結節動脈が確認できる．**e**, **f**：洞房結節の組織像．洞房結節（矢頭）は洞房結節動脈（A）の周囲に存在する（**f**は**e**の拡大象）．bar＝1cm．

## 2　切り出し方法

### 1）洞房結節

図3のように上大静脈，右心耳を含め塊として切り出しを行い，スライスを作製する．割面を観察すると直径1mmほどの洞房結節動脈が確認できることがあり，指標となる．洞房結節は洞房結節動脈の周囲に存在するので，洞房結節動脈を含め標本を作製する．

### 2）房室結節

血流に沿って心臓を切開した場合は，図4に示すような切り出しを行う．Kochの三角を含むようにブロックとして切り出し，カセットに入る厚さに薄くスライスをする．右脚の末梢を含めた観察を行いたい場合は，Lancisi's muscleの辺縁およびmoderate band内を右脚が走行することが知られているので，これらを含めてブロックを作製するとよい．

まず冠状静脈洞の前縁に沿って割を入れる．Lancisi's muscleの右室流出路側で，trabeculae septo-

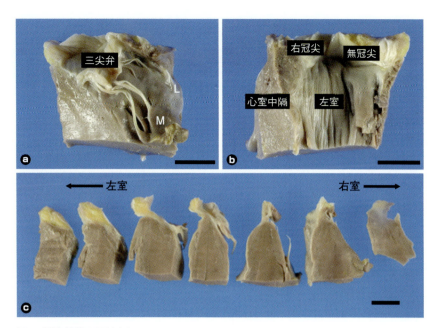

**図4 房室結節の切り出し**
**a**：Kochの三角を含めて切り出したブロックの右室側．Lancisi's muscle(L)の辺縁，moderate band(M)内を右脚が走行することが知られているので，右脚を評価する場合はこれらを含めてブロックを作製する．**b**：**a**のブロックを左室側より観察する．**c**：切開面に平行にスライスした断面．bar＝1 cm.

marginalis（中隔縁柱）に沿うように切開を行う．冠状静脈洞の上方で最後の割を入れるとブロックとして切り出すことができる．

次にスライスの肉眼的観察を行う．中心線維体を肉眼的に同定することは比較的容易である．スライスによっては，中心線維体の中を通る小さな筋束（His束：His束貫通部，His分岐部）が観察できることがある．中心線維体を含むスライスの標本作製を行う．標本作製をする場合，三尖弁や僧帽弁の一部を含めておくと，顕微鏡下で観察するときの指標となる．

### 3 染色法について

ヘマトキシリン・エオジン染色（HE染色）のほか，elastica van Gieson（EVG）染色など弾性線維を染め分ける染色を行うとよい．特殊心筋の細胞間には弾性線維が網目状に発達しているので，刺激伝導系の同定の助けとなる（作製方法の詳細は**表1**を参照）．

**表1 連続切片作製法**

1. HE染色，6 μm，1枚
2. Azan染色，6 μm，1枚
3. 未染，6 μm，1枚
4. EVG染色，8 μm，1枚
5. EVG染色，6 μm，10枚，捨て

1〜5の繰り返しを行う．組織が少しでも出てきたら切片を取り始める．切片が完全になくなるまで薄切を行う．

### 4 連続切片の作製

刺激伝導系について連続切片を作製すると洞房結節・房室結節全体で数千枚のスライド数となる．また連続切片作製においては，技師の技量も要求され，日常診療では行えることは少ない．

参考までに当院で用いてきた連続切片のプロトコールを**表1**に示した．

（関 敦子，千田宏司）

◆ 文 献 ◆

1) 岡田了三：形態学的にみた心臓刺激伝導系．総合臨牀 1971, **20**：326-344

# IV 特定の疾患に対する特殊検査

# 6 血管炎の検索

## はじめに

　血管炎とは病理学的に血管の炎症の総称であり，近年，病変の存在する血管の太さによって分類することがChapel Hill Consensus Conferenceで提案されている[1]．血管炎は炎症の時間的経過によって様相が異なる．感染症や膠原病等の多臓器を侵す疾患に伴う血管炎もあるが，これは原発性全身性血管炎と臨床診断するための除外診断に重要である（表1）．高齢者に好発する血管炎では，粥状硬化症や高血圧，糖尿病等の影響が血管に加わることも知っておく必要がある．そのため，血管炎の病理診断には，背景にある臨床的特徴，血管の太さレベルの障害の特徴，生理的な加齢性変化や治療等による修復機構を理解することも重要である[2]．

　血管炎の頻度はそれほど高くない．しかし，生前に生検などで病理学的に検索できる範囲は極めて限定的である．したがって，解剖例で全身を検討する意義が高い．このような観点から解剖例における血管炎の検索法について解説する．

## 1 血管構造と血管炎の分類

　動脈は太さと壁の構造から，大型動脈/弾性型動脈，中型動脈/筋型動脈，小/細動脈に分けられ，2012年に改訂されたChapel Hill分類（図1）では，血管炎の障害血管の太さにoverlapがあること，組織所見だけでなく臨床所見，自己抗体の出現や障害される臓器を加味した総合診断が必要であることが明記された[1]．動脈炎の病理形態学的分類を表2に示す[3]．急性滲出性動脈炎は，化膿性動脈炎や他の特異的動脈炎の初期病変としてみられる．化膿性動脈炎は，周囲の化膿性病変から波及するものと血行性に内腔から生ずる場合とがある．一方，壊死性動脈炎は，フィブリノイド変性を主体とする動脈壁の壊死をきたす炎症である．慢性非特異性増殖性動脈炎は，リンパ球や組織球のびまん性浸潤や線維芽細胞の増殖が主体である．各サイズごとの特徴的な血管炎について以下に記す（表3）．

## 2 大型血管炎

　大型動脈の血管炎では主として栄養血管に炎症反応がみられる．**高安動脈炎**は10〜40歳の若いアジア人女性に好発し，病変の主座は大動脈弓部から弓部動脈，胸腹部大動脈，大動脈全体，肺動脈幹を含む主幹部が侵される4型に分けられる．狭窄病変が主体であるが，大動脈瘤や大動脈閉鎖不全の症例も

表1　血管炎の分類

| 血管径での分類 | （原発性）血管炎 | 二次性血管炎（原疾患，原因がわかっている血管炎） |
|---|---|---|
| 大型血管炎 | 高安動脈炎<br>巨細胞性動脈炎 | Behçet病<br>感染症（結核，梅毒性動脈炎など） |
| 中型血管炎 | 川崎病<br>結節性多発動脈炎 | Behçet病 |
| 小型血管炎<br>（ANCA関連血管炎） | 顕微鏡的多発血管炎（MPA）<br>多発血管炎性肉芽腫症（GPA）<br>好酸球性多発血管炎性肉芽腫症（EGPA） | 膠原病（悪性関節リウマチ，SLEなど）<br>感染症（細菌性心内膜炎など）<br>薬剤性血管炎（PTUなど）<br>免疫複合型小型血管炎（本態性クリオグロブリン血症，IgA血管炎など） |

注）二次性血管炎で障害される血管径に関しては，症例が少なく明確ではないので，破線で示した．

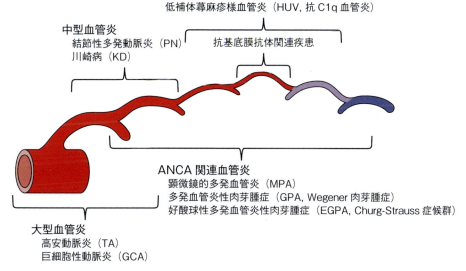

図1 Chapel Hill分類
障害血管の太さにより，大型血管炎，中型血管炎，小型血管炎の病変に分けられる．

みられる．発熱，関節痛，筋肉痛，倦怠感，びまん性疼痛などで発症し，経過とともに，血管閉塞による症状の高血圧，脈なし，下肢の跛行などが出現する．病理組織学的には肉芽腫型，びまん性増殖炎型，線維症型に分類され，また，肉芽腫型では栄養血管に多核巨細胞，リンパ球浸潤と中膜壊死が特徴的である．

**巨細胞性動脈炎**は，側頭動脈炎と呼ばれていた疾患であり，50歳以上で表在性の中・小側頭動脈を侵し，側頭動脈は赤色に腫脹し拍動し索状様に観察でき，著明な頭痛を伴う．組織学的には，側頭動脈の中膜主体に異物型の多核巨細胞の出現や，リンパ球や形質細胞浸潤を伴う肉芽腫形成を認める．通常，動脈生検で診断される．

**二次性に起こる血管炎**で，Behçet病，敗血症でも大動脈炎をきたすが，これらの疾患では大動脈に限らず様々なサイズの血管に血管炎をきたす．稀な梅毒性動脈炎では，胸部大動脈瘤と内膜にちりめん状の皺を認めるのが特徴である．梅毒や結核による感染性の動脈炎は治療の進歩に伴い，経験する機会は少なくなった．

表2 動脈炎の病理形態学的分類

| 非特異的動脈炎 | 急性滲出性動脈炎 |
| --- | --- |
| | 化膿性動脈炎 |
| | 壊死性動脈炎 |
| | 慢性非特異性増殖性動脈炎 |
| 特異的動脈炎 | 感染性肉芽腫性 |
| | 非感染性肉芽腫性 |

## 3 中型血管炎

**結節性多発動脈炎**では，中・小筋型動脈の全層性にフィブリノイド壊死，炎症細胞浸潤，血栓や動脈瘤形成をきたす．古典的結節性多発動脈炎は障害血管の径により，顕微鏡的多発血管炎と区別されている．好発部位は動脈分岐部で腎，肝，膵，心，消化器等である．腎は結節性病変が画像上認められる．病理組織学的には動脈全層のフィブリノイド壊死が特徴的であり，この変化は動脈全周性や部分的に起こり，内弾性板の破壊で動脈瘤が形成され膨隆し，内腔に血栓形成が起る．

**川崎病**は，小児の冠動脈を侵す．中膜の炎症，血栓や動脈瘤形成をきたし，通常フィブリノイド壊死を認めない．

表3 各血管炎の特徴

| | | 好発年齢 | 好発部位 | 所見 |
|---|---|---|---|---|
| 大型 | 高安動脈炎 | 10〜40歳，アジア人，女性 | 大動脈〜肺動脈幹 | 栄養血管の多核巨細胞浸潤，中膜壊死 |
| | 巨細胞性動脈炎 | 50歳以上 | 側頭動脈 | 中膜に多核巨細胞浸潤 |
| 中型 | 結節性多発動脈炎 | 中年，男性 | 中・小筋型動脈の分岐部 | 全層性のフィブリノイド壊死 |
| | 川崎病 | 小児 | 冠動脈 | 中膜の炎症，血栓，動脈瘤 |
| 小型 | ANCA関連血管炎 | 中高年者 | 全身の小・細動脈，特に腎，肺 | フィブリノイド壊死，半月体形成性糸球体腎炎，間質性肺炎 |

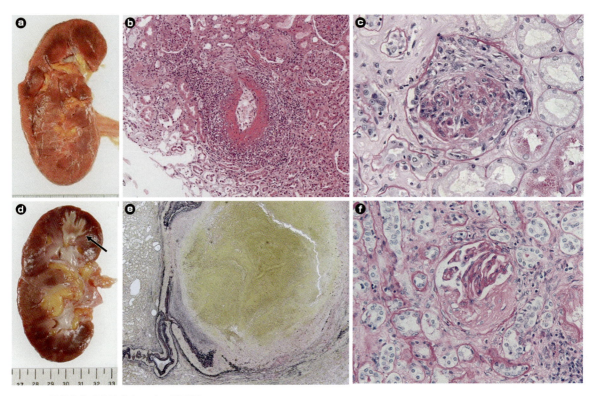

図2 顕微鏡的多発血管炎（MPA）の腎所見
a〜c：右腎123g． a：腎臓は腫大する． b：HE染色．小動脈に壊死性血管炎を認める． c：PAS（periodic acid-Schiff）染色．糸球体に細胞性半月体形成を認める． d〜f：右腎88g． d：上極に乳頭壊死を認める（矢印）． e：EVG（elastica van Gieson）染色．動脈瘤を認める． f：PAS染色．糸球体に線維性半月体を認める．

二次性に起こる血管炎のBuerger病では四肢の中・小型動脈を侵し，壊疽をきたす．血管の全層性に好中球浸潤や多核巨細胞，類上皮細胞がみられる．遊走性血栓性静脈炎を伴うことが多い．

### 4 小/細動脈の血管炎

抗好中球細胞質抗体antineutrophil cytoplasmic antibody（ANCA）関連血管炎と免疫複合体性小血管炎が含まれる．**ANCA関連血管炎**に含まれる顕微鏡的多発血管炎microscopic polyangiitis（MPA），多発血管炎性肉芽腫症granulomatosis with polyangiitis（GPA），好酸球性多発血管炎性肉芽腫症eosinophilic granulomatosis with polyangiitis（EGPA）は全身性原発性血管炎とされている．GPA，EGPAの肉芽腫やEGPAの好酸球浸潤等の疾患特異的所見

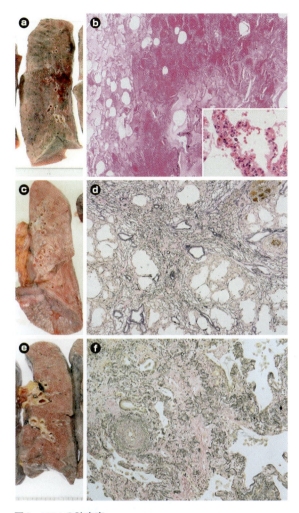

図3 MPAの肺病変
**a**, **b**：右肺655 g. **a**：肺出血を認める. **b**：HE染色. 肺胞内出血. 肺胞壁には毛細血管炎を認める(inset). **c**, **d**：左肺367 g. **c**：気管支拡張とびまん性の気腔の線維化を認める. **d**：EVG染色. 肺胞壁構造の消失と気腔内の器質化を認める. **e**, **f**：左肺230 g. **e**：びまん性の気腔の線維化を認める. **f**：EVG染色. 気腔内の器質化を認める.

はあるものの, 3疾患の鑑別は病理形態像だけでは困難であり, 臨床所見や検査所見が重要となる[1]. 臨床的には, 腎障害の頻度が高く, MPAにおいては多数例が急速進行性糸球体腎炎を呈し, 数週間〜数ヵ月で腎不全に陥る. GPAでは, その頻度は低く, 発症時に腎障害を伴うことは少ない. EGPAはANCA関連血管炎に入っているが, MPO-ANCAが陽性になるのは30〜40％であり, ANCA陽性例で腎障害が多く, 陰性例では心臓障害が多いといわれている.

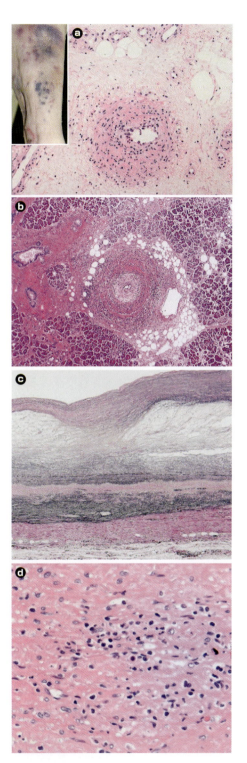

図4 二次性血管炎
**a**：悪性関節リウマチ(HE染色). 真皮の小動脈に好中球浸潤を認める. 皮膚に出血と潰瘍を認める(inset). **b**：悪性関節リウマチ(HE染色). 膵臓の小動脈に壊死性血管炎を認める. **c**, **d**：G-CSF投与との関連が示唆された症例. **c**：EVG染色. 大動脈の内膜粥腫形成と, 中膜の弾性線維断裂, 外膜の線維性肥厚を認める. **d**：HE染色. 中〜外膜の栄養血管にリンパ球浸潤を認める.

MPAは主として腎，肺の小・細動脈を侵すが，脳，消化器，膵，内分泌臓器にも病変を認める．急性期には腎臓は腫大し(図2a)，小動脈にフィブリノイド壊死と好中球浸潤(図2b)や血栓形成，糸球体に細胞性半月体を認める(図2c)．長期経過の症例では乳頭壊死を認めることもあり(図2d)，その支配領域の動脈瘤(図2e)や線維性半月体を認める(図2f)．肺では急性期には肺出血を認め(図3a)，肺胞壁の毛細血管炎を認める(図3b)．間質性肺炎を高頻度に合併し，気腔の線維化と気管支拡張(図3c, e)，肺胞壁の破壊(図3d)や肺胞腔内の器質化を認める(図3f)．腎と肺の病変が同時期にみられる症例，異時性にみられる症例，単一臓器のみの病変がみられる症例等，様々である．また，様々な時相の急性炎症病変と陳旧性の線維化病変とが混在してみられることも多い．小・細動脈だけでなく，中型動脈や毛細血管，静脈にも血管炎の病変を認めることもある(腎臓においては，20〜30％程度認める)が，大型動脈に病変を認めない．解剖例においては，全く臨床徴候を示すことのない脾臓，生殖器にも血管炎を認めることは，血管炎が全身性であることが確認される．

近年，ANCA関連血管炎の発症に好中球細胞外トラップの関与が報告され，病理標本で確認されている[4]．

## 5 二次性血管炎

原発性全身性血管炎と二次性血管炎(表1)の病理形態像は類似しており，共通する部分も多い．

関節リウマチ長期罹患者や進行例では，中・小型動脈の血管炎を合併し，悪性関節リウマチと呼ばれる．末梢動脈炎型では皮膚の潰瘍と小動脈に好中球・リンパ球浸潤を認める(図4a)．全身性血管炎型では他臓器においてフィブリノイド壊死を示す血管炎を認める(図4b)．全身性エリテマトーデス(SLE)も血管炎を合併する[2]．

薬剤投与による血管炎も報告されている．MPO-ANCA陽性を示す抗甲状腺薬プロピルチオウラシル(PTU)による腎の壊死性血管炎の報告は多いが，granulocyte-colony stimulating factor(G-CSF)製剤投与との関与が示唆された自験例では，大動脈中膜の弾性線維断裂，外膜の線維性肥厚(図4c)と中〜外膜の栄養血管にリンパ球浸潤を認めた(図4d)．

## おわりに

病理解剖は全身の系統的な血管炎の病変の分布を詳細に検討できる貴重な機会であり，臨床病態との関連を考えることで，将来への治療に貢献できる．

(松田陽子，湯村和子)

◆ 文 献 ◆

1) Jennette, J.C., et al.：2012 revised International Chapel Hill Consensus Conference Nomenclature of Vasculitides. Arthritis Rheum 2013, **65**：1-11
2) 湯村和子 ほか：新膠原病・血管炎の腎障害，東京医学社，2016
3) 発地雅夫 ほか：動脈の炎症．病理と臨床 1989, **7**：1101-1110
4) Matsuda, Y., et al.：Presence of Citrullinated Histone H3-Positive Neutrophils in Microscopic Polyangiitis from the Early Phase：An Autopsy Proven Case. Pathol Int 2016, **66**：466-471

# Ⅳ 特定の疾患に対する特殊検査

# 7 神経変性疾患（ALSを含む）の検索

## はじめに

平成28年度日本病理剖検輯報によれば，病理解剖（剖検）を行った神経変性疾患の内訳は，頻度の高いものから筋萎縮性側索硬化症amyotrophic lateral sclerosis（ALS），Parkinson病，Alzheimer病，多系統萎縮症multiple system atrophy（MSA），進行性核上性麻痺progressive supranuclear palsy（PSP），Creutzfeldt-Jakob病（CJD），大脳皮質基底核変性症corticobasal degeneration（CBD），Huntington病の順となっており[1]，過年度においても同様の内訳となっている．日本では開頭剖検率が全剖検の20％程度であり，本来頻度が高いAlzheimer病の開頭剖検率が低いことを示している．

変性疾患では肉眼観察が極めて重要であるが，詳しくは「Ⅲ-15．脳・神経および関連組織の取り出し方」の項で述べ，ここでは割面の作製を主眼においた脳検体の取り扱いと観察に重点を置く．

本項では頻度の高い神経変性疾患としてALSの検索方法をまず述べ，その後に他の変性疾患に触れる（所見のとり方の手順についてはⅢ-15項を参照）．

## 1 ALSの切り出し手順（ALS cut）

ALSは，上位運動・下位運動ニューロン両者の変性の評価をすることが診断に必須である．上位運動ニューロンの評価に用いる一次運動野の同定には，上前頭溝が背側で中心前溝にぶつかるという解剖学的特徴を用いる．中心前溝とその背側の中心溝との間に挟まれる脳回が中心前回である（**図1**）．中心前回は冠状断割面にほぼ平行となるので，走行に垂直に楔状に切り出すことが推奨されてきたが，その方法では画像との対応ができない．また，大脳内錐体路の切り出しには水平断，認知症を伴うALSでの病変好発部位の海馬支脚の評価には冠状断が必要となる．そこで，当施設では半脳を凍結し，残りの半脳ではALS cut（**図2**）という手法で切り出しを行っている．半脳凍結を行わず全脳固定とした場合は，脳梁を通る矢状断で両半球に分割し，片側の半球は通常冠状断とし，残りの半脳でALS cutを行っている．

ALS cutは，半脳を対象としている．まず大脳から脳幹を切り離す．中脳レベルで脳幹を水平断で切り離す際には，乳頭体を上方に押し上げ，上丘の上端レベルを切り出せるように水平断割面を得ることが必要である．引き続き，大脳の切り出しを行う．放射線画像では，前交連と後交連を結ぶ線（AC-PC line）が基準線となっており，原則的には，軸位断（水平断）はこれに平行，冠状断はこれに垂直となっている．また，矢状断は脳梁正中線が基準線となっている．画像との対応を得るために，割面の作製はこ

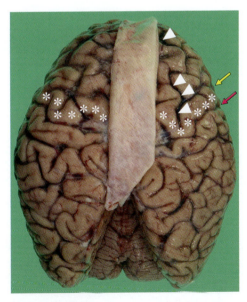

**図1 中心前回の同定**
上前頭溝（矢頭）と中心前溝（黄矢印），中心溝（赤矢印）の位置関係から中心前回を同定する（＊が中心前回）．切り出し後の割面では中心前回を同定するのは必ずしも容易ではないため，脳表から中心前回を同定後，墨汁などでマーキングしその後の切り出しを進めるとよい（写真は固定前大脳）．

神経変性疾患（ALSを含む）の検索 131

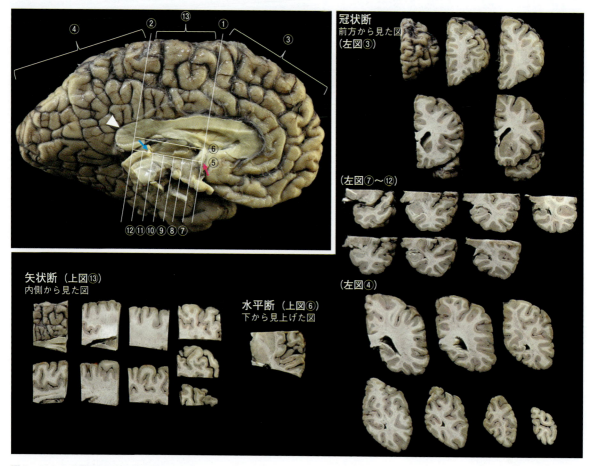

**図2 ALSの大脳切り出し手法"ALS cut"**
前交連のレベルで，前交連(赤矢印)と後交連(青矢印)を通る面(AC-PC line)に垂直に割を入れる(①)．脳梁膨大部(矢頭)のレベルでAC-PC lineに垂直に割を入れる(②)．前交連より前方(③)，脳梁膨大部より後方(④)は通常通り冠状断にする．前交連と脳梁膨大部の間の部分は，AC-PC lineに沿って水平断にし(⑤)，AC-PC lineの背側で，1切片のみ水平で切り出す(⑥)．AC-PC lineの腹側は通常通り冠状断にする(⑦〜⑩)．残った部分(⑪)を矢状断で切り出す．この切り出し法により，中心前回・脳梁を矢状断で，内包後脚を水平断で評価をすることができる．

れらの原則に合わせて行う．半割された大脳の矢状断内側面で前交連と後交連を同定し，AC-PC lineを定める．前交連の前方および後交連の後方は，通常どおり，冠状断割面を作製する．残った正中部脳について，AC-PC lineに平行に割を入れ，頭側に5mm厚の水平断割面を作製する．さらにAC-PC lineより5mmを超えた背側は矢状断とし，中心前回に沿い連続割面を標本にする(この際には予め中心前回にマークを付けておくと確実である)．この手法をとることで，中心前回を広範に観察できる．矢状断割面に含まれる脳梁峡部前方の中心前回交連線維部も肉眼・組織学的観察を行うとよい[2]．AC-PC lineより腹側は冠状断とする．これにより，海馬支脚を含む辺縁系の評価を通常通り行うことができる．

下位運動ニューロンの評価のためには，脳幹運動神経核の評価，脊髄前角の評価が重要となる．脳幹は，上・中・下小脳脚を切断し小脳を取り外した後，第四脳室底に垂直に水平断割面を作製する．ALSにおいて，動眼神経核，滑車神経核，外転神経核は保たれ，三叉神経運動核，顔面神経核，舌下神経核が障害を受けていることを観察するためには，5mm厚のスライスとするとよい．小脳は矢状断とする．脊髄は，全脊髄および馬尾・後根神経節の評価を行えるよう採取する．取り出した脊髄は外表所見の観

察の後，各髄節を水平断で切り出す．髄節レベルの同定には神経根径が目安となる．頚部では，第一胸髄から第二胸髄になると著しく神経根径が細くなる（後根で比較すると判別しやすい）．腰仙部では，第一仙髄から第二仙髄になると神経根径が細くなり，第三仙髄以下では著しく細くなり，糸のような細さとなる．第二仙髄にはOnuf核があり，ALSでは保たれることが診断上有用であるため重要となる．また，ALSでは死因の多くが呼吸不全であるので，横隔神経，横隔膜を採取し評価することが望ましい．横隔神経は，心嚢切開前の段階で同定する．心嚢側面を頭尾側方向に走り，横隔膜に入っていく構造物が横隔神経である（図3）．横隔膜に入ってくる横隔神経を確実に同定し，横隔膜と一塊にして採取すると良い[3]．ALSでは感覚神経が障害を受けないこと

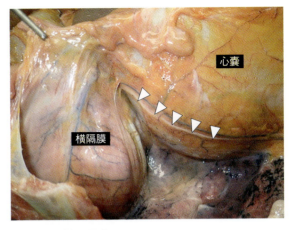

図3　横隔神経の同定
心嚢側面を走り，横隔膜に入っていく構造物が横隔神経（矢頭）である．

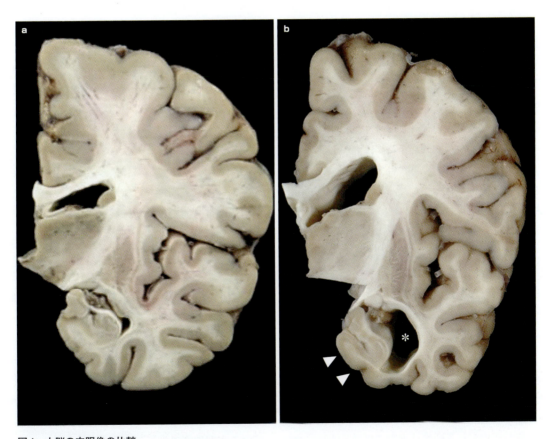

図4　大脳の肉眼像の比較
**a**：正常コントロール，**b**：Alzheimer病．Alzheimer病では特に嗅内野（矢頭）にアクセントのある側頭葉内側の皮質・白質の萎縮を認め，側脳室下角（＊）の開大が目立つ．

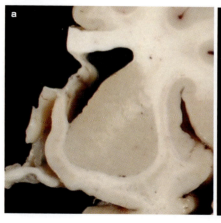 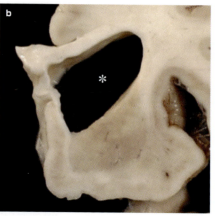

図5 尾状核の肉眼像の比較
a：正常コントロール．
b：Huntington病．
正常では尾状核は，側脳室（＊）に凸型に膨らみをもっているが，Huntington病では萎縮により平坦からやや陥凹となっている．

も重要であり，生検と同じ手法で腓腹神経と短腓骨筋を同時に採取する．

脳・脊髄の切り出し部位については当施設ホームページ（http://www.mci.gr.jp/BrainBank/）内で写真付きで公開しているため，そちらを参照していただきたい．

## 2 神経変性疾患の通常検索

神経変性疾患は特定の神経細胞群が系統的に侵される疾患群であり，肉眼観察が極めて重要である．以下に各部位の割面における神経変性疾患の主要な肉眼所見を記載する．

### 1）大脳

大脳の観察においては大脳皮質の幅や色調，皮髄境界の明瞭さ，大脳白質の色調を観察する．神経変性疾患では，変性に伴い，皮質幅が薄くなったり，皮質や白質の色調が褐色調に変化したりする．これらの変化が高度な場合に脳回の萎縮や脳溝の開大としてみえる．前頭葉は加齢により萎縮が生じやすい部位であり，軽度の脳溝の開大は高齢者ではしばしば認められる．しかし，Alzheimer病やPick病では側頭葉とともに高度な萎縮を生じる．中心前回の同定の方法は前述の通りだが，ALSの症例で中心前回の萎縮が認められる症例は実際には多くない．側頭葉，特に内側面は認知症をきたす疾患で障害される構造物が位置する．これらの構造物のうち，扁桃体，海馬，海馬傍回の観察は必須である．組織学的にはAlzheimer病では初期は移行嗅内野，嗅内野からタウ蛋白の蓄積が始まり，海馬，側頭葉，他の大脳皮質の順に拡がることが知られており[4]，肉眼的所見もそれを反映し，海馬傍回の萎縮が海馬の萎縮に先行する（図4）．高齢発症・緩徐進行性の認知症を呈する疾患として嗜銀顆粒性認知症がある．当施設での連続解剖例での検討から嗜銀顆粒性認知症の組織学的進展ステージを発表しており[5]，嗜銀顆粒の蓄積は迂回回や扁桃体から始まり，辺縁系全体に拡がるというものである．また，嗜銀顆粒の蓄積には左右差を伴うものが多いことも報告している[6]．これらの結果から，扁桃体の萎縮が海馬・海馬傍回の萎縮に比して高度な症例や萎縮の左右差を伴う症例の場合は嗜銀顆粒性認知症の可能性も考慮するとよい．Pick病は前頭葉，側頭葉に高度な萎縮を生じるが，上側頭回は比較的保たれている点が特徴である．後頭葉の萎縮をきたす神経変性疾患は非常に稀である．多くの神経変性疾患では前頭葉，側頭葉，頭頂葉が高度に萎縮しても後頭葉は保たれているというパターンとなることが多い．しかし，例外的に後頭葉に萎縮が生じる疾患としては，CJDが挙げられる．また，Alzheimer病の非典型例でも後頭葉の萎縮を認める場合がある[7]．CJDは大脳皮質の広範かつ高度な萎縮が生じるが，海馬は肉眼的に保たれている点が他疾患との鑑別に有用である．

深部灰白質では，尾状核，被殻，淡蒼球（外節，内節），視床下核の萎縮や色調変化の有無に注目する．これらのどの核が障害されているか観察するこ

図6 基底核の肉眼像の比較
a：正常コントロール．
b：PSP（淡蒼球内節の萎縮・褐色調の増強）．
c：DRPLA（淡蒼球外節の萎縮）．
d：MSA（被殻の萎縮）．

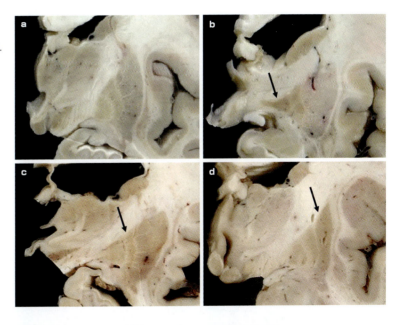

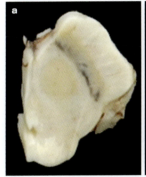 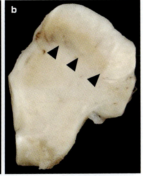

図7 中脳の脳幹病変の肉眼像
a：正常コントロール．b：Parkinson病（中脳黒質の脱色素）．

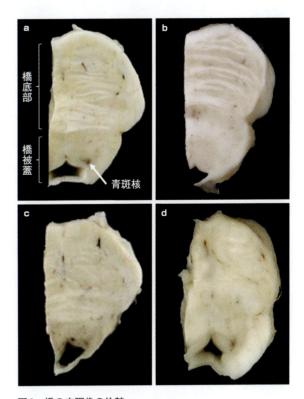

図8 橋の肉眼像の比較
a：正常コントロール．b：Parkinson病．青斑核の高度の脱色素．
c：PSP．被蓋および上小脳脚の萎縮．d；MSA．橋底部の萎縮．

とによって疾患の推定が可能となる．尾状核は側脳室底面に接して位置し，正常では脳室に向けて凸の形態をしている．萎縮をきたすと，この膨らみが消失し，平坦ないしは脳室底から陥凹した形態となる（図5）．このような尾状核の高度の萎縮をきたす疾患としてはHuntington病やchorea acanthocytosisが代表的である．MSA（特にparkinsonismが前景に立つMSA-Pの症例）では被殻の萎縮をきたし，萎縮は後背外側に強い．淡蒼球の萎縮をきたす疾患は，PSP，CBD，Machado-Joseph病（MJD/SCA3），歯状核赤核淡蒼球Luys体萎縮症 dentatorubral-pallidoluysian atrophy（DRPLA）が代表的である．前三

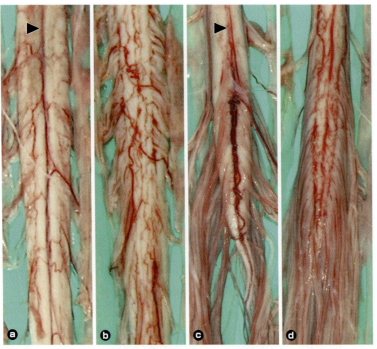

図9　ALSの脊髄の外観所見
**a**：頸髄前面，**b**：頸髄後面．
**c**：腰仙髄前面，**d**：腰仙髄後面．
前根と後根を比較すると，前根で細くなっている（特に頸髄で明らか）［前脊髄動脈（矢頭）が通っている面が前面である］．

者は淡蒼球内節優位に萎縮し，DRPLAは淡蒼球外節優位に萎縮をきたす（図6）．淡蒼球内節の萎縮をきたす疾患では視床下核も同時に萎縮し，レンズ型の構造が線状となる．視床に肉眼的にわかる変化をきたす神経変性疾患は稀である．プリオン病の一種である致死性家族性不眠症は数少ない視床の萎縮をきたす疾患である．

### 2）脳幹

　脳幹は第四脳室底に垂直になるように水平断として切り出し，各構造を観察する．中脳の黒質および橋の青斑核には，成人では生理的にメラニン含有細胞が存在し，肉眼的に黒色調にみえる．Parkinson病やLewy小体型認知症では黒質および青斑核の黒色の色調が減じる（図7）．PSP，CBD，MSA，MJDでも黒質の色調は減じるが，青斑核の色調はParkinson病やLewy小体型認知症に比べ保たれる傾向がある．PSPでは中脳被蓋・橋被蓋の萎縮を認める．一方，MSAでは橋核・橋横走線維の変性を反映し，橋底部の萎縮を認める（図8）．延髄腹側の下オリーブ核は灰白質リボン状の構造をしている．下オリーブ核，小脳歯状核，中脳赤核の三者でGuillain-Mollaretの三角を形成しており，これらを結ぶ経路のどこかが障害される場合には下オリーブ核が肥大する．

### 3）小脳

　小脳は，半球標本の場合は矢状断に切り出し，観察を行う．全球標本の場合は，一方を脳幹から切り離し矢状断とし，もう一方の半球は脳幹から切り離さず水平断として観察する．そうすることにより，脳幹から小脳脚を介して連続する病変の評価を行うことができる．

　小脳皮質の萎縮はMSAでみられ，半球よりも虫部で萎縮が強く，また虫部の中でも上方で萎縮が強い．小脳歯状核は下オリーブ核と類似したリボン状の構造である．アルファベットのCのような形態をしており，リボンが開いている部分（歯状核門）から脳幹へ出力線維を出している．DRPLA，MJD，PSP，CBDでは歯状核が萎縮する．

### 4）脊髄

　当施設では開頭・非開頭に関わらず脊髄は全例採取することを原則としている．脊髄は，前脊髄動脈をメルクマールとして前後を同定し，脊髄の前後面，神経根の観察を行い，髄節ごとに水平断に切り出す．

ALSでは下位運動ニューロンの変性を反映し，前根が後根に比して萎縮し，色調変化を認める(**図9**)．また，脊髄割面では，上位運動ニューロンの変性に伴い前索および側索が萎縮するため，後索が選択的に保たれる．

〈松原知康，村山繁雄〉

◆ 文 献 ◆

1) 日本病理学会(編)：日本日本病理剖検輯報第59輯(平成28年)
2) Sugiyama, M., et al.：Increased number of astrocytes and macrophages/microglial cells in the corpus callosum in amyotrophic lateral sclerosis. Neuropathology 2013, **33**：591-599
3) 齊藤祐子：神経・筋疾患，剖検の取り扱い．病理と臨床 2006, **24**：1160-1165
4) Braak, H., et al.：Neuropathological staging of Alzheimer-related changes. Acta Neuropathol(Berl) 1991, **82**：239-259
5) Saito, Y., et al.：Staging of argyrophilic grains：an age-associated tauopathy. J Neuropathol Exp Neurol 2004, **63**：911-918
6) Adachi, T., et al.：Neuropathological asymmetry in argyrophilic grain disease. J Neuropathol Exp Neurol 2010, **69**：737-744
7) Crutch, S. J., et al.：Posterior cortical atrophy. The Lancet Neurol 2012, **11**：170-178

# IV 特定の疾患に対する特殊検査

## 8 内耳の検索

### はじめに

　内耳の病理学的検索を日常業務として行っている施設は少ないと思われる．しかし，超高齢社会の本邦では，加齢に伴う難聴の病態解明のために，今後焦点があたると予想される．通常の形態学的検索のほか，免疫組織化学，電子顕微鏡検査，遺伝子検索などを含めた包括的検索は聴器疾患の病態・病因の研究・解明に重要となる．側頭骨に囲まれた内耳の複雑で緻密な構造を可能な限り保持し，良好な標本を作製することが求められる．内耳を含む側頭骨を採取した後，10％中性緩衝ホルマリン固定，EDTA (ethylenediamine tetraacetic acid) 脱灰，セロイジン包埋の各過程を十分な時間をかけて行うことが最もアーチファクトが少なく，推奨される方法である．

### 1 側頭骨採取法

　内耳の検索には，病理解剖に際して，脳を取り出した後に，骨部外耳道から鼓膜，中耳，内耳，内耳道までを含めた側頭骨を一塊として採取する必要がある．円筒状採取法とブロック状採取法があるが，円筒状採取法が比較的手技が簡便である．

　【円筒状採取法】　電動式解剖鋸に円筒状鋸刃を装着して，側頭骨を円筒状に採取する方法である．円筒状採取に使用する器具を図1に示す．

① 弓状隆起に円筒状鋸刃の中心をあて，内耳道が入るように位置を決める（図2）．
② 円筒状鋸刃は中頭蓋窩面に対して直角になる方向に切り進める．刃の抵抗がなくなった時点で切り進むのをやめる（図3）．
③ 大きめの鉗子などで側頭骨ブロックを錐体の長軸方向をつかむようにし，結合組織などをメスで切り離し，摘出する（図4，5）．

### 2 セロイジンブロック作製法

固定〜硬化までの工程を表1に記す．

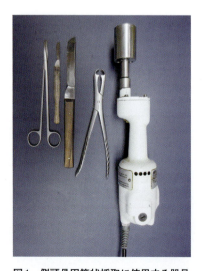

図1　側頭骨円筒状採取に使用する器具

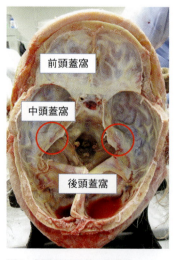

図2　側頭骨採取前の頭蓋底
弓状隆起の直下に内耳がある．弓状隆起（赤丸）に鋸刃をあてる．

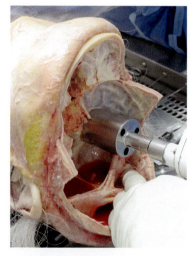

図3　側頭骨ブロックの切断
鋸刃の抵抗がなくなったところで切り進めるのを終了し，鋸刃のスイッチを入れたまま引き抜く．

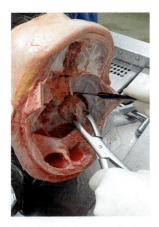
図4 側頭骨ブロックの摘出
側頭骨ブロックを結合組織などからメスで切り離す．

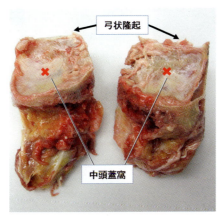
図5 摘出した側頭骨ブロック

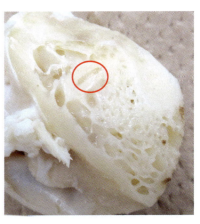
図6 前半規管の開放
薬液浸透をよくするため，弓状隆起をトリミングし，前半規管を開放する(赤丸)．

【固定】 種々の固定液があるが，側頭骨は長期の固定時間を要することと，脱灰操作を控えているため，アーチファクトの少ない10％中性緩衝ホルマリン液がよい．

【脱灰】 無機酸，有機酸による酸性脱灰液と，EDTAなどの中性脱灰液が一般に使用される．酸性脱灰液は脱灰作用が早い利点がある．免疫組織化学的，遺伝子学的検索を行う場合には，非常に長い脱灰期間を要するが，組織傷害性が少なく，抗原性保持に優れたEDTA脱灰液を使用する．脱灰が完了した時点で，内耳への薬液浸透をよくするため，弓状隆起をメスで切って前半規管を開放しておく(図6)．

【脱水】 市販の純アルコール(99.5％)および，ジエチルエーテル(99.5％)はモレキュラーシーブス(和光純薬)などの脱水剤を用いて無水化して使用する．

【包埋】 セロイジンはコロジオン collodion，すなわちニトロセルローズをエーテル・アルコールで溶かしたものの商品名で，自然焼性である．火気には十分な注意が必要である．10％コロジオン液が市販されている．セロイジン液には長く漬けすぎても影響はほとんどない．

【硬化】 冷蔵庫内に設置したデシケーター内にて，セロイジン液に含まれているエーテル・アルコールを徐々に気化させて，薄切に適した硬さに硬化させる．側頭骨ブロックを中頭蓋窩面が上になるようにする．

表1 内耳のセロイジンブロック作製法(固定から硬化まで)

| 固定 | 10％中性緩衝ホルマリン | 1ヵ月 |
|---|---|---|
| 脱灰 | EDTA脱灰液 | 6ヵ月 |
| 脱水 | ① 50％アルコール<br>② 70％アルコール<br>③ 80％アルコール<br>④ 90％アルコール<br>⑤ 95％アルコール<br>⑥ 無水アルコール<br>⑦ 無水アルコール<br>⑧ 無水エーテル・アルコール<br>⑨ 無水エーテル・アルコール | 各1日<br><br><br><br><br><br><br><br>3日 |
| 包埋 | ① 1.5％セロイジン液<br>② 3％セロイジン液<br>③ 6％セロイジン液<br>④ 10％セロイジン液 | 1週間<br>3週間<br>4週間<br>4週間 |
| 硬化 | ① デシケーター内(4℃冷蔵庫内)<br>② 70％アルコール | 1ヵ月<br>1週間 |

【トリミング・台座への接着】 セロイジン包埋ブロックのトリミング終了後，少量の無水エーテル・アルコールにブロックの接着面を5分間浸し軟化させる．台座にセロイジン原液を塗り，ブロックを置く．ブロックの上から指で1分間押し，圧着する．70％アルコールに一晩入れて硬化させる．

【薄切】 通常，20〜30μmで薄切する．毛筆などを用いて，70％アルコールを随時滴下し，ブロック全体を十分に湿らせながら薄切する．ユング型ミクロトームが比較的一定の厚さで薄切しやすく，ブロックの乾燥防止対策もしやすい(図7，8)．切片も乾燥しないように70％アルコールに浸し，湿っ

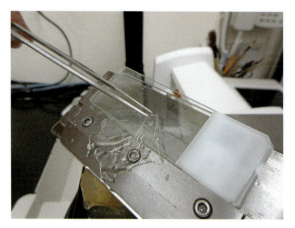

図7　薄切の実際1
ミクロトームホルダーをブロック同様に湿らせ，ピンセットなどで切片をホルダー上に広げる（ホルダーの段差をスライドガラスで調整した）．

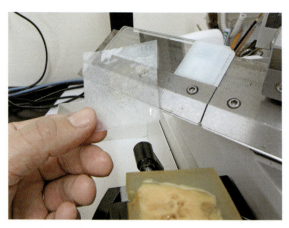

図8　薄切の実際2
あらかじめ番号を記載したトレーシングペーパーで切片を拭い取る．

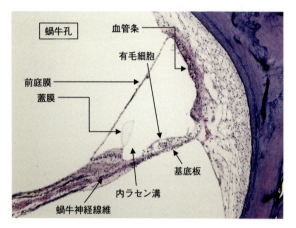

図9　コルチ器官のHE染色（×100）
浮かせ法による染色（写真提供は公益財団法人東京都保健医療公社荏原病院耳鼻咽喉科　木村百合香先生による）．

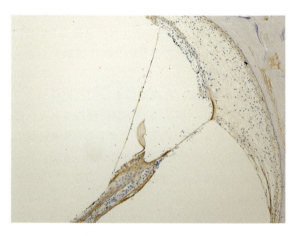

図10　コルチ器官のⅡ型コラーゲン免疫組織化学染色（×100）
接着法による染色（写真提供は公益財団法人東京都保健医療公社荏原病院耳鼻咽喉科　木村百合香先生による）．

た状態を保つ．

## 3　染　色

【浮かせ法】　ヘマトキシリン・エオジン（HE）染色（図9）などに用いられる．染色時には遊離切片として取り扱うので切片を傷つけやすい．

【接着法】　スライドガラスに切片を貼り付け，各染色を行う．免疫組織化学染色（図10）を行う際，脱セロイジンはメタノール・水酸化ナトリウム液（飽和水酸化ナトリウム1容：メタノール2容）で行う方法が共染が少なくてよい．

（長谷川康子，白幡浩人）

◆　文　献　◆

1) 大谷　巖：ヒト側頭骨病理　標本作製法と形態学アトラス，メジカルビュー社，2003
2) 佐野　豊：組織学研究法─理論と術式，第6版，南山堂，2003
3) 大谷　巖：日本人の聴器病理　臨床とのかかわり，メジカルビュー社，2007
4) Jennifer, T., et al.: Techniques of Celloidin Removal From Temporal Bone Sections. Ann Otol Rhinol Laryngol 2009, 118: 435-441

# IV 特定の疾患に対する特殊検査

# 9 Creutzfeldt-Jakob 病の解剖

## 1 Creutzfeldt-Jakob 病（CJD）とは

プリオン prion（protein infectious particles）は感染性蛋白粒子を意味する造語で[1]，その本態は正常型プリオン蛋白 cellular prion protein（$PrP^C$）の立体構造が変化して生じる感染型の異常プリオン蛋白 scrapie PrP（$PrP^{Sc}$）と考えられている．ヒトではCJDがプリオン病の代表的疾患である．CJDでは典型的な症状を示す病型以外に非典型的な経過や症候を示す場合があり，診断の確定には病理学的な検索が必須である．CJDの病理診断には中枢神経系の組織学的検討に加え，免疫組織化学的検討，凍結組織を用いた Western blot 法での検討が必要である．しかしながら，ホルマリン固定後の組織からも伝播する可能性があるため，CJDの解剖を実施している施設は限られているのが現状である．ただ，十分な対策を講じれば通常の施設でも安全に実施することができる．

## 2 感染経路と感染性

$PrP^{Sc}$ は，DNAやRNAといった核酸を有さない点で細菌やウイルスなどの病原体と異なり，プリオン感染細胞由来の $PrP^{Sc}$ に接触した宿主細胞の $PrP^C$ が，$PrP^{Sc}$ を鋳型にして $PrP^{Sc}$ に構造変換することで伝播すると考えられている．CJDの感染経路としては，$PrP^{Sc}$ を含む組織の眼球・口・鼻の粘膜や傷口からの侵入が挙げられる．感染能は臓器・組織により異なり，脳・脊髄・硬膜などでは高い（**表1**）．これまでに生検や解剖を介して感染した報告はないが，公衆衛生上や医療補償の観点から，プリオン病患者およびその疑い例では，プリオン病感染防御体制のもとに解剖されるべきである．

## 3 CJDの解剖の基本的考え方

CJDの解剖で最も重要なのはプリオンの拡散防止および汚染物の除去である．特に汚染物の除去については徹底的な消毒・滅菌によりプリオンを封じ込めるなど細心の注意をはらわなければならない．

感染防御の観点から以下の6点に留意し解剖を行う．

①可能な限り少人数で行う．
②解剖はドライ方式で行い，必要がなければ脳のみとする．
③汚染区域を最小限にするよう努める．
④用具はできるだけ使い捨てを使用し使用後に焼却廃棄する．
⑤使い捨て不能な器具は使用後失活処理を厳密に行う．

表1 組織感染性（文献3より）

|  | 孤発性CJD | 変異型CJD |
|---|---|---|
| 脳，脊髄，脳・後根神経節，硬膜 | 高 | 高 |
| 視神経，網膜 | 高 | 高 |
| 視神経・網膜以外の眼球組織，嗅上皮 | 中 | 中 |
| 虫垂，扁桃，脾臓 | 低 | 中 |
| 虫垂，扁桃，脾臓以外のリンパ組織 | 低 | 中 |
| 血液 | 低 | 低 |
| その他の組織 | 低 | 低 |

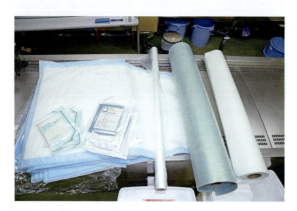

図1 使用するシート等

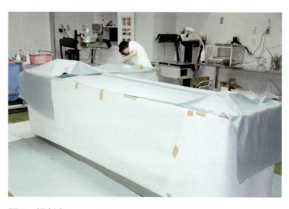

図2 解剖台
汚染(作業)エリアにポリエチレン濾紙を敷く．

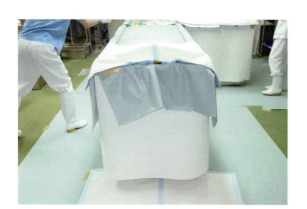

図3 開頭エリア
血液等の付着する場所には吸水シートを敷く．

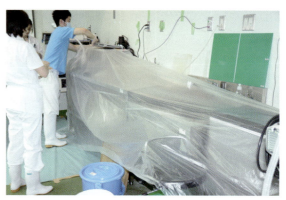

図4 汚染エリアに隣接した設備
ビニールシートで覆う．

⑥完全に除染処理が行えない器具はプリオン病専用とする．

　厚生労働省の調査研究班による「プリオン病の剖検マニュアル　第2版」や日本神経病理学会が策定した「プリオン病剖検・病理検査ガイドライン」などを参考にして，各施設ごとにガイドラインやマニュアルを作成することが望ましい．また，解剖ごとに従事するスタッフが集まって事前にミーティングやシミュレーションを行い，作業手順や注意事項を確認するなど，解剖に関わる関係者全員のコンセンサスを得た上で解剖を行える体制をつくることが重要である．

## 4　解剖室の準備

　汚染エリアと非汚染エリアを明確にする．
①汚染エリア(作業域)を限定する．
②汚染エリアの床，解剖台，写真台に撥水シートを敷く(図1，2)．
③開頭エリア，切出し台，写真台など体液・血液が付着する場所に吸水シートを敷く(図3)．
④解剖枕やバット等はビニール袋に入れ，汚染される部分には吸水シートを敷く．
⑤不要な器材は解剖室から出し，出せない設備や器具はビニールシートで覆う(図4)．
⑥臓器保存用バケツは二重にする．

図5 配置図（参考例）
人員・配置図は各施設の状況に応じて最適と思われる方法を事前に考えておくとよい．

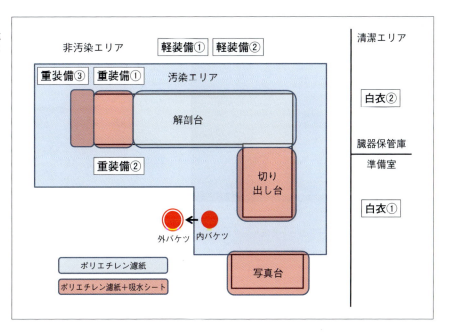

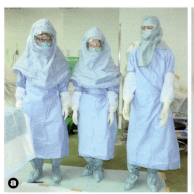

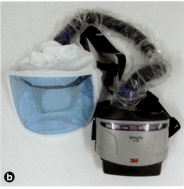

図6 重装備
汚染（作業）エリアの装備は露出部をなくす．送風装置（b）を使用すると視野が曇らない．

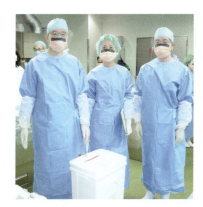

図7 軽装備
非汚染エリアの装備．通常の解剖時の装備．

## 5 スタッフの配置と役割（図5）

### 1）汚染エリア
重装備①：主執刀者（診断・切出し）
重装備②：介助者（写真担当・検査材料の受け渡し）
重装備③：開頭・脳取り出し・閉頭

### 2）非汚染エリア
軽装備①：監視・記録担当（所見の記録，写真撮影など）
軽装備②：解剖補助内回り担当（遺体搬送・物品や検査材料の受け取り・その他）

### 3）清潔エリア
白衣①：解剖補助外回り担当（外部への連絡・物品の調達）
白衣②：検査材料受け取り

## 6 装　備

### 1）重装備（図6）
・使い捨てフェイスシールドまたはゴーグルを着用

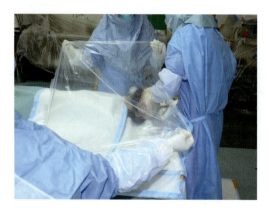
図8 開頭
重装備①と重装備②がビニールシートで飛散防止する．

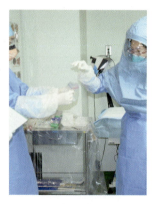
図9 凍結検体の受け渡し
重装備②は手袋を交換後，軽装備②へサンプルを渡す．

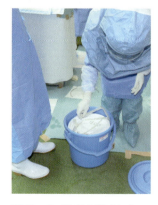
図10 内バケツと外バケツ
ホルマリンの液漏れ防止としてバケツを二重にして保管する．

し，目への直接飛沫を防止する．視野の曇り防止も兼ねて換気装置付きフルフェイスマスクの使用が効果的である．
- 使い捨て保護服の上に，防水の手術着を着用する．
- 外科用ゴム手袋を二重に装着し，別な作業に移る際には外側を交換できるようにする．
- 長靴にはビニール・オーバーシューズを装着する．

### 2）軽装備（図7）
- 通常の解剖時の装備をする．
- 外科用ゴム手袋を二重に装着し，汚染物と接触した場合には外側を交換できるようにする．

## 7 解剖の実施

❶遺体搬送：重装備③，軽装備②
❷開頭と脳の取り出し：重装備③（重装備①と重装備②がビニールシートで飛散防止する）（図8）
❸写真撮影：重装備②，軽装備①
❹切出し：重装備①
❺凍結用検体の袋詰め：重装備②，軽装備②（重装備②は手袋を交換する）（図9）
❻凍結用検体搬送：軽装備②，白衣②
❼固定用内バケツへ脳を入れる：重装備①，重装備②
❽内バケツを保存用外バケツへ入れる：重装備②，軽装備②（図10）
❾保存用バケツを臓器保管庫へ搬送：軽装備②，白衣②
❿ご遺体の縫合と清拭：重装備③（清拭の前に手袋交換）
⓫遺体搬送：軽装備①，軽装備②
⓬軽装備①の指示に従いシート等の剥離および装備の解除を行う．

## 8 解剖時の注意事項

- 感染しない，他人にも感染させないことを念頭に業務を遂行する．
- スタッフ全員で作業の流れを確認し，経験の少ないスタッフがいる場合は模擬解剖を行うなどして習熟した状態で臨む．
- 作業は焦らず，ゆっくりと確実に行う．
- 閉頭時には，体液の滲出防止のため，吸水ポリマーを頭蓋内に散布する．
- 切開部の縫合時には，針刺し事故を起こさないよう特に注意する．

## 9 解剖後のご遺体に対する注意事項

- 頭部は3〜5％次亜塩素酸で入念に清拭し，帽子等で覆う．
- 可能であればディスポ型汎用遺体袋に安置し，直

表2 プリオンに対する滅菌法（文献2より）

| 完全な滅菌法 | 焼却処理 | 最も完全である | |
| --- | --- | --- | --- |
| | 蟻酸処理 | 90%以上の濃度で，室温1時間処理で感染性は認められなくなる．金属製品などは腐食するので要注意 | ガラス器具 |
| | SDS（sodium dodecyl sulfate）処理 | 3%溶液で100℃3分間（沸騰状態を確認後3〜5分）でほぼ完全に感染性は消滅する | 手術器具等<br>金属類<br>ガラス器具 |
| | その他の処理<br>　7M酢酸グアニジン<br>　3Mグアニジンチオシアネート<br>　3Mトリクロロアセテート<br>　フェノール濃度50%以上 | 刺激臭が強くまた蛋白変性剤でありあまり推奨できないが，感染性を完全になくす処理法である．いずれも処理時間は2時間 | |
| 不完全ながら有効な処理（感染性を0.1%以下にするもの） | オートクレーブ処理 | できる限り高温で使用する（例132℃1時間） | 手術器具等，金属類 |
| | 水酸化ナトリウム処理 | 1N水溶液で2時間（2Nよりも1Nが有効） | 解剖台等の設備 |
| | 次亜塩素酸ナトリウム処理 | 3〜5%濃度で室温2時間．刺激臭が強く，金属製品に腐食傾向が強い | 解剖台等の設備 |

参考資料　CJD解剖で使用する用品一覧（通常解剖で使用する用品を除く）

| | 名　称 | メーカー | 品番 | |
| --- | --- | --- | --- | --- |
| 防護服 | フリーダムヘルメットフード | キスコ | フィルター付ディスポフードSA-500/US | 12枚/箱 |
| | フリーダムヘルメットフィルター | キスコ | ボンネットフィルターFA-BON | 12枚/箱 |
| | ランバーベルト | キスコ | フリーダムエアーFM-750 | 1セット |
| 使い捨て防護服など | アンダーウェア　上着X | HOGY | UW-DSX | 72枚/箱 |
| | アンダーウェア　ズボンX | HOGY | UW-DPX | 72枚/箱 |
| | 滅菌ガウン | メコノム | ガウンタイプGS-601 L<br>ガウンタイプGS-601 M | 20枚/箱 |
| | 保護メガネ | アズワン | GL-70 | 1個 |
| | N95マスク | 3Mジャパン | 1860/1860S | 20枚/箱 |
| | シューズカバー | HOGY | SR-SC-41E | 50枚/箱 |
| 使い捨てシートなど | 毛氈（フェルト） | 弘梅堂 | 書道下敷き　半切用45×150 cm | 1.5 m |
| | アンダーパット | HOGY | UP-32P 600×900 mm | 100枚/箱 |
| | ラミロール　防水/吸水 | HOGY | SP-84R100 840 m/m×100 mブルー | 1R |
| | メッキンドレープ | HOGY | LS-33TW 90×80 cm | 100枚/箱 |
| | ベースンカバー | HOGY | BC-1 | 40枚/箱 |
| | 吸水ポリマー | HOGY | 医療用凝固剤PPY-01 500 g | 1箱 |
| | バイオハザード対応遺体収納袋 | 加藤萬製作所 | Bio-Ai2009外袋＋内袋セット | 1式 |

接接触できないようにする．
・葬儀担当者には感染性を有する可能性があることを注意喚起する．特に，ご遺族や第三者が直接頭部に触れないようにゴム手袋の着用を促す．また，ご遺体を棺に入れたあとは，葬儀の際にも棺から出さないように指導する．

## 10　使用用品の後処理（表2）

・可能な限りディスポーザブル用品を使用し，焼却破棄する．
・焼却できない器具は適切な消毒法により除染する．
・解剖台など固定されているものは，3〜5%次亜

塩素酸ナトリウムまたは1N水酸化ナトリウムで清拭し，その後水洗いする．
- 電気鋸はプリオン病専用とし，替え刃は焼却廃棄する．

## 11 その他

プリオン病感染の危険性は解剖時のみではない．固定後の切出しから標本作製に至るまで適切な処置を施す必要がある．
- 固定後の切出しについては，解剖時と同様の設備と装備で行う．
- 脳の固定に使用し不要になったホルマリン液は，吸水ポリマー等で固化し焼却廃棄する．
- 標本用組織片の厚さは5 mm以下とし，ブロック作製用カセットに入れた切片を濃度90％以上の蟻酸で撹拌しながら室温で1時間処理することで，感染性を著しく低下させることができる[2]．切片が厚い場合には蟻酸処理時間を適宜調節することで対応する．

（鈴木明美，木村有希，新井冨生）

◆ 文 献 ◆

1) Bolron, D.C., et al.：Identification of a protein that purifies with the scrapie prion. Science 1982, **218**：1309-1311
2) 日本神経病理学会：プリオン病剖検・病理検査ガイドライン2008．医学検査2009, **58**：1029-1039
http//www.jsnp.jp/pdf/news_26.pdf
3) プリオン病のサーベイランスと感染予防に関する調査研究班(編)：プリオン病感染防御ガイドライン(2008年版)，厚生労働省，2008
http//prion.umin.jp/guideline/cjd_2008all.pdf
4) プリオン病のサーベイランスと感染予防に関する調査研究班(編)：プリオン病の剖検マニュアル，第2版，厚生労働省，2017
http//prion.umin.jp/index.html

# V 解剖後の処置法

## 1 縫合の仕方

### はじめに

解剖終了後,ご遺体を美しい状態でお返しするために,丁寧に縫合することはとても重要である.縫合部分は通常テープなどで覆われてしまい直接目に触れる機会は想定されないが,縫合の出来具合はご遺体の形に大きな影響を与える.規則正しく丁寧に縫合することはご遺体から血液や体液が外に漏れないようにすることにつながる.縫合は通常解剖の介助をした解剖補助員や臨床検査技師が担当する.

### 1 縫合に使用する道具

東京都健康長寿医療センターで用いているものを例に挙げる.

- 針(**図1a**):KATOMAN Medical Instruments,加藤萬製作所
- 糸(**図1b**):
  ①SPECIAL RAKUDA No.16×4
  ②硬質絹糸,松田医科工業
  ③解剖用縫合糸 Suture ZL-50S3(50 mL),ゼク・

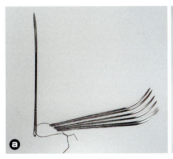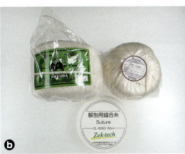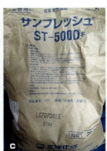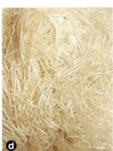

図1 縫合に使用する道具
**a**:針,**b**:糸,**c**:凝固剤,**d**:木毛.

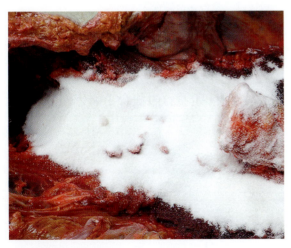

図2 凝固剤を入れる

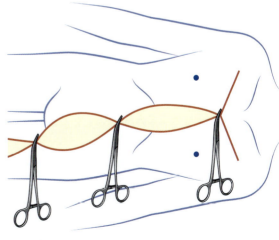

図3 鉗子

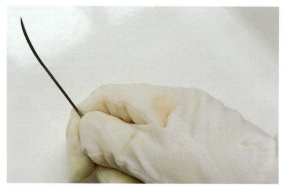

図4　針の持ち方
すべり止め(図5)に母指をあて握ると安定して針を持てる.

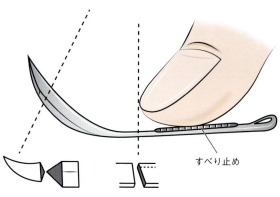

図5　針の構造

すべり止め

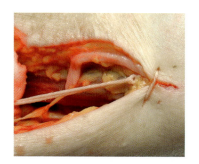

図6　かた結び

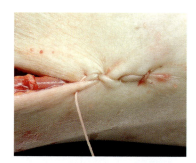

図7　針の運針途中

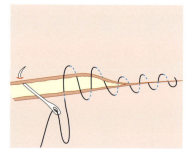

図8　糸のルート

　　テック
・凝固剤(高吸水性樹脂)(図1c)：サンフレッシュ
　ST-500D, 三洋化成
・木毛(図1d)
・皮膚用接着剤(糸を用いない場合), 鉗子, ハサミ

## 2　体表の縫合手順

・ご遺体内に解剖で用いた器具が取り残されていないことを確認する.
・血液や検索に用いない臓器・組織を体内に戻す.
・凝固剤を入れ,体液を固めた後,木毛を入れる(図2).
・縫合糸を針に通す.
・切割面を鉗子で3ヵ所止める(鎖骨下,臍部,恥骨)(図3).
・縫い始めは腹膜面から皮膚面へ針を出し,反対側は皮膚面から腹膜面へ針を出し,かた結びをする(図6).
・切り口より0.5 cm部位の腹膜面から皮膚面へ運針し,続いて反対側も同様に運針する手技を繰り返す. 針を出すたびに糸を強く引っ張る(図7〜9). 皮下脂肪が薄いご遺体は細かく縫うと引きつれ防止となる.
・最後は二重のかた結びをする.
付) 埋没縫合：糸が体表に出ない方法として埋没縫合を行う場合がある(図10).

## 3　頭皮, 頭蓋骨の縫合手順

・頭蓋腔に凝固剤を入れ, 木毛を載せた頭蓋骨を被せる(図11).
・左右の耳の直上の頭蓋骨に付いている側頭筋を筋膜を含め糸で結び, 被せた頭蓋骨が動かないように固定する(図12).
・頭皮を被せ, 体表と同様に針を進める(図13).

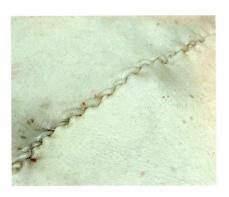

図9 縫い目

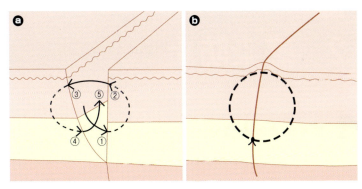

図10 埋没縫合
糸が体表に出ない方法として埋没縫合を行う場合がある．

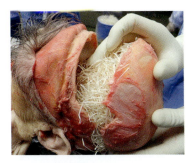

図11 頭蓋骨を被せる

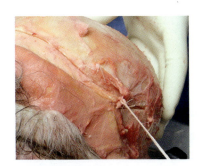

図12 側頭筋を結ぶ

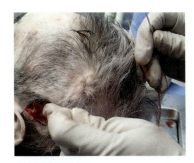

図13 針の運針途中

## 4 トラブルシューティング

　皮膚の軟らかい小児や皮膚の弱いご遺体の縫合には，ゼク・テック社の糸（**図1b**）を用いるのがよいとされている．糸を用いることが難しい場合には通常外科で用いる皮膚用の接着剤を用いるとよい．皮膚に水疱ができており，針を運針するのが困難な場合は，水疱内容物を除去し，剥離面にカリミョウバンやホルマリンを塗布することでタンパク質を凝固させる方法がある．

（木曽有里，新井冨生）

# V 解剖後の処置法

## 2 感染防止

### 1 感染防止基本姿勢

「全ての患者の湿性生体物質は,感染の可能性があるものとして取り扱う」との考えを基にした,スタンダードプリコーション(標準予防策)に則って解剖を行わなければならない.対象物質は血液,心囊液,腹水,胸水,関節滑液,脳脊髄液,羊水,精液,腟分泌液,耳鼻分泌液,創,創からの浸出液,尿,便,病理組織(生検材料,手術切除材料,解剖臓器)を含む.感染性の飛沫物による汚染が予測されるため,解剖時にはN95マスク,ディスポーザブルガウン,手袋の着用が必須である.フェイスガードによる保護も有効である.また,手袋をしていても,解剖後には手指衛生を行う.使用後の器具については,ディスポーザブルでないものは次亜塩素酸ナトリウムで消毒する.ディスポーザブル器具に関しては,適切な専用容器にて廃棄する.

解剖時における感染防止の基本的な考え方・方法については,既に多くの出版物で述べられている.一般的な感染防止対策について,および病理解剖で最も感染リスクの高い結核対策を中心とした注意事項の重要点を表1にまとめた[1,2].

表1 一般的な感染防止対策および結核対策

| | 一般的な感染防止対策 | 結核対策 |
|---|---|---|
| 解剖室への持ち込み | ・解剖室へのカルテやX線写真などの持ち込みを禁止する.<br>・病理解剖記載用紙などが血液・体液で汚染した場合は,新たな用紙に再記述する.<br>・やむをえない場合は,汚染部分をマークして次亜塩素酸ナトリウムで消毒する. | ・解剖室へのカルテやX線写真などの持ち込みを禁止する.<br>・病理解剖記載用紙などが血液・体液で汚染した場合は,新たな用紙に再記述する.<br>・やむをえない場合は,汚染部分をマークして次亜塩素酸ナトリウムで消毒する. |
| 予防衣 | ・活性炭入りのマスクを使用する.できれば目をカバーできる透明板付きマスクを併用する.<br>・ディスポーザブルの帽子と肘までの腕カバーを着用する.<br>・必要に応じて,解剖衣にも(防水エプロンを含め)ディスポーザブル製品を用いる.<br>・臨床医などの立会者も,解剖者に準じた着衣をまとう. | ・原則として解剖衣(防水エプロンを含む)は,ディスポーザブル製品を使用する.<br>・解剖する際には,長時間着用可能なN95微粒子用マスクを着用し,できる限り感染防止用ヘルメットを着用する.<br>・見学者の立ち入りを原則として禁止する.あるいは直ちに退場させる. |
| 剖検中の注意点 | ・臓器は観察後,必要部分を残してなるべく遺体に戻すように心がける. | ・摘出した肺にホルマリンを経気管支注入する.<br>・結核感染対策として,固定前の肺組織には割を入れず,速やかにホルマリン液を注入し,消毒・滅菌に努める.<br>・病変の切開・スライド作製は必要以上に行わない.病変部からの新鮮凍結切片作製は厳禁である.どうしても必要な場合は,パラホルムアルデヒド液による固定後に行う.<br>・骨結核や粟粒結核では,ストライカーを用いずにノミなどでサンプリングするか,ストライカーにビニール袋を被せて骨片を飛散させないように注意する.たとえ吸引装置付きのストライカーを用いた場合でも,決してその性能を過信してはいけない. |
| 後片付け | ・解剖終了後,使用した器具,長靴,前掛け,解剖台,切り出し台,床は次亜塩素酸ナトリウム液で消毒する.<br>・使用後のマスク,手袋,肘あてなどは専用の容器に収納し,シール後に焼却する. | ・使用後の器具類の消毒は次亜塩素酸ナトリウムでよいが,グルタールアルデヒド溶液への浸漬か,高圧蒸気滅菌処理がより望ましい.<br>・できる限り,ディスポーザブル器具を利用する.<br>・使用後のマスク,手袋,肘あてなどは専用の容器に収納し,シール後に焼却する. |

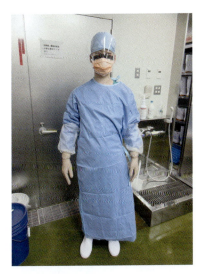

図1　解剖時の装備
手術衣の上にディスポーザブルのガウンを着用．N95マスクの上からフェイスガード付きサージカルマスクを装着する．

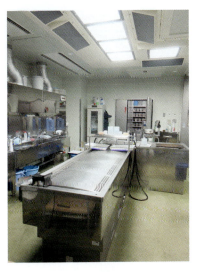

図2　プッシュプル式解剖台
風量・風向が制御された気流により病原体を拡散せずに換気し，曝露防止する．

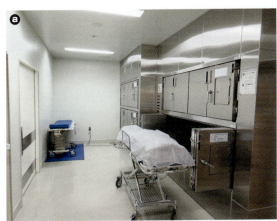
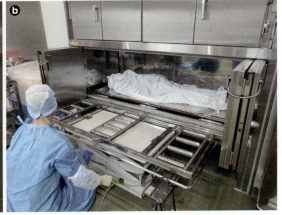

図3　ストレッチャーの使い分け
ご遺体用冷蔵庫にご遺体を移すストレッチャー(a)と，解剖室側のストレッチャー(b)を分けることにより，汚染防止する．

## 2　感染防止の実際

　解剖時の装備は上記スタンダードプリコーションに則って図1に示すとおりである．解剖室は表1を踏まえた感染対策を考慮した設計をしなければならない．感染対策解剖台は現在プッシュプル型が最も良いとされている．上から下への層流により，作業者の感染の危険性を低減する方式である（図2）．その他にも，解剖室からの体液・血液を外部に持ち出さないために，ご遺体搬送時，病室からのストレッチャーから解剖室専用ストレッチャーに冷蔵庫を介して載せ替える工夫も重要である（図3）．

（木下真由美）

◆　文　献　◆

1) 堤　寛：バイオハザード対策．病理と臨床 2005, **23**：889-898
2) 砂川恵伸 ほか：感染症対策(1)．病理解剖マニュアル，病理と臨床 2012, **30**（臨増）：373-384

# V 解剖後の処置法

## 3 エンゼルケア

### はじめに

解剖後のエンゼルケアにおいて重要なことは「ご遺族の気持ちに寄り添うこと」であり，これが故人の尊厳を守ることにつながると考えている．

解剖は，生前のご本人の意思によって実施されるケースもあるが，悩む気持ちを抑え，医学の発展のためとご遺族が決意し施行されるケースもある．いずれの場合も，大切なお身体をお預かりするため，解剖後に「しなきゃよかった…」と，思われないようなケアを行うことは責務である．

本項では，東京都健康長寿医療センターで実施している「故人の尊厳を守るエンゼルケア」について述べる．

### 1 縫合部の保護

切開創や縫合部などが露出すると，手術や解剖を連想させ，ご遺族の悲しみを増強させることや，罪悪感を与えてしまうことがある．そのため，切開創および縫合部が見えないように保護することは，絶対不可欠な配慮である．

①縫合部は見えないように肌色のテープで保護する（図1）．
・製品名：ニチバン　バトルウィンセラポアテープ（図2）
・特徴：肌色で縫合部が見えない．撥水効果とフィット感のある伸縮性粘着テープ

②滲出液を伴う切開部は滲出液を吸収できるパッド付きテープで保護する（図3）．
・製品名：ニチバン　カテリーパッドマイルド
・特徴：パッド部はガーゼ10枚分以上の高吸収が期待できる．創部表面に固着しにくく，低刺激性テープのため，剥離刺激を最小限に抑える．

> **＜革皮様化＞**
> テープの剥離時に皮膚を損傷し表皮が剥がれ真皮が露出すると，外気により創は乾燥し，収縮・硬化を生じる．その結果，革製品のベルトのように皮膚が固くなる「革皮様化」といわれる状態になる．さらに，時間の経過とともに褐色化していく．この革皮様化を予防するためには，テープはなるべく低刺激性で剥離刺激が少ない物を選択する必要がある．また，剥離する際も生存時と同様，皮膚を片手で押さえ，テープの角度は90°以上にしてゆっくり愛護的に剥がすことが重要である（図4）．

③頭部の縫合部の保護
・製品名：ディスポーザブルサージキャップ　グリーン

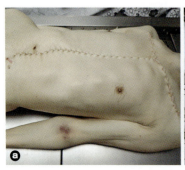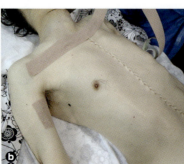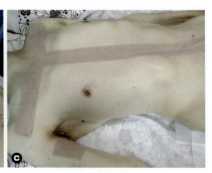

図1　縫合部の保護

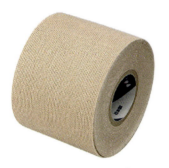
図2 縫合部の保護テープ

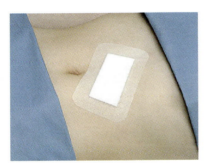
図3 浸出液を伴う切開部の保護テープ

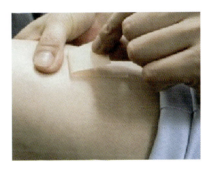
図4 革皮様化の予防

・毛髪の少ない方で縫合部が見える場合はテープで保護した上に,さらにキャップで保護を行う.
・毛髪の多い方で縫合部が隠れている場合はテープでの貼付もキャップでの保護もしない.

## 2 保湿ケア

ご遺体は,水分の供給が絶たれるため皮膚は乾燥に傾く.特に,眼・口唇・鼻等,臥位になった際一番上側にくる部位は,重力に従い水分が下へと移動するためより乾燥しやすくなる.これによって,①鼻尖部は細く萎縮,②口唇は萎縮(生前の半分程度の厚さ),③眼,口は開いてしまう,などが生じる.これらの弊害は,生前の個人の顔を変容させることになり,面影のない故人と接するご遺族は悲しみを増強させ,さらに,故人もその人とらしさを奪われ,尊厳を傷つけられることになる.

また,四肢・体幹の乾燥は,移送する際に,腕を優しく掴んだだけで表皮が剥離することがあるといわれている.表皮の剥離は上記で述べたように,革皮様化となる可能性があるが,損傷範囲が広く・深い場合は滲出液が多いため,細菌の繁殖を助長させ,悪臭を放ち,腐敗に向かうこともある.そのため,保湿ケアは大変重要なケアといえる.

・製品名:ベーテル保湿ローション(**図5**)
・特徴:ローションタイプなので短時間に広範囲に塗布でき,また,塗布時の摩擦刺激が最小限に抑えられる.さらに,保湿効果が高い.

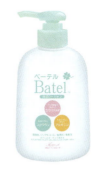
図5 保湿ローション

> **<メイク>**
> メイク本来の目的は「生前の面影,その人らしさを可能な範囲で取り戻すためのケアの一環としての死化粧」だといわれている.そのため,本来の目的を果たすメイクを行うには,時間も人員も要するため,当センターでは解剖後の故人にメイクは実施できていない.しかし,不可逆的な顔の変形を留め,自宅や葬儀場でメイクをしやすくするための保湿を実施していることは,その人らしさを維持するケアであるといえる.メイクができなくても,必ず保湿は実施することが,どの場においても当たり前に実施されるケアになることを願う.

## 3 綿は詰めない

従来,病院や施設で鼻や耳,陰部や肛門部に綿を詰める行為は,漏液や脱糞を防ぐ目的で当たり前のように実施されてきた.鼻腔より綿が見えている

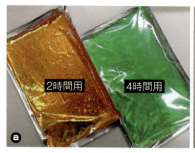 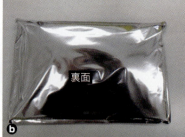 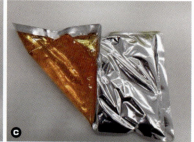

図6 アイスノン

ケースや，綿を詰めすぎて鼻孔が膨らみすぎ，顔が変形しているケースもあった．

口や鼻からの漏液や脱糞を生じるリスクの高い方は，血液や体液が既に出ている方や敗血症・肺炎などの高熱で亡くなられた方，腹水・胸水が溜まっている方や黄疸が見受けられる方や腐敗している方などである．

しかし，昨今では口や鼻からの漏液や脱糞は稀といわれている．その理由としては，冷暗所で安置されるようになったことや，冷却ケアを施行する葬儀業者が増加したことなどが挙げられる．

解剖後の故人の体内は空虚となり，腐敗の原因・要因がほとんどなくなることで，より漏液や脱糞を生じるリスクは低いと考える．

これらの経緯により，当センターでは綿詰めは廃止している．なお，一般病棟では，滞在時間が1時間であっても，亡くなられた直後よりアイスノンでの冷却を行い，腐敗を予防している（図6）．

・製品名：ソフラクール®クイック．
・特徴：ご家族の「冷たそうで可哀想」のお気持ちを軽減するため，冷たさを感じさせにくいカラーを使用している．裏面のアルミの熱伝導を利用し一気に深部までの冷却が可能である．また，通常のアイスノンよりも軟らかいため，身体にフィットでき効果的に冷却できる．

## 4 手・指は組まない

手や指を組む行為も，綿詰めと同様，昔から病院や施設で実施されてきた行為であり，うまく組めない場合は縛ってでも組ませる病院・施設もあった．そもそも，手や指を組む理由は，数珠を持つためや，旅立ちの準備のためと考えられてきたが，霊安室や自宅へ帰られる際の移動時に，手が身体の上から落ちて，移動がしづらくなること，手をぶつけて新たな傷をつくらないようにするための行為であるといわれている．そのため，葬儀業者に十分注意を払って移動してもらえばよいのである．

手や指を組むことにより，組んだ部位はうっ血し変色する．さらに，末梢部は循環障害や水腫が見られ指が腫脹することから，当センターでは手や指は組まないことを徹底している．

（野島陽子）

# VI 病理解剖で採取した検体の保存法

## はじめに

疾患の病態解明，個別化治療や予防医学に対する研究に解剖例が幅広く利用されている．そのために，ホルマリン固定組織のみならず，凍結組織を保存しておくと，種々の検査に対応できる．

1体の解剖例からは多種類の臓器を採取することが可能である．とりわけ認知症などの神経疾患についてはヒトの脳を用いての研究が必要となるため，解剖症例からの採取が必須となる．

解剖材料は死亡自己融解により組織が変性するなどの短所があるが，個人（患者）が死に至るまでの生理的，病的変化が蓄積した臓器・組織を網羅的に検討できるなどの長所がある．

## 1 各リソースの保存法

ここでは臓器凍結，半脳凍結，血漿凍結，DNA保存法，組織マイクロアレイパラフィンブロック作製法を記載する．

### 1）臓器凍結法

解剖時に採取する各臓器・組織は図1に示すようなシャーレを用意しておき，執刀医が適宜サンプリングする（図2）．その後，利用目的に応じて利用しやすい状態に細切，トリミングし（図3）保存する．DNA，RNA，蛋白などの抽出が目的の場合は，細かく細切した臓器をチューブや袋に入れ凍結保存する（図4a）．また，腎臓の蛍光染色などの組織学的検索が目的の場合にはコンパウンドに包埋して凍結保存する（図4a，矢印）．これらを症例ごとに1つの袋にまとめ，保存箱に入れると整理しやすい（図4b，c）．

保存の際には，保存袋に検体番号など必要な情報を記載する．さらに，臓器名や保存場所がわかるように台帳を作成し管理する．長期的な保存を目的とする場合には，なるべく低温で密閉した状態で保存する．

### 2）半脳凍結[1]

ここでは，東京都健康長寿医療センター高齢者ブレインバンクで使われる半脳凍結法について記載する．脳は軟らかい臓器であるため，脳割断器を用いて7mm程度の均等な厚さに割断する（図5）．大脳は冠状断，脳幹は水平断，小脳は矢状断に割断し，写真撮影後，凍結を行う．

凍結方法についてはドライアイスによる迅速凍結法が最も推奨される（図6，7）．凍結時の氷結アーチファクトを防止するために，迅速に組織を凍結することが望まれる．しかし，液体窒素による凍結法

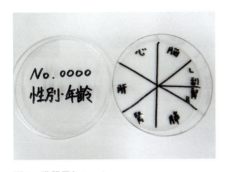

図1　臓器用シャーレ

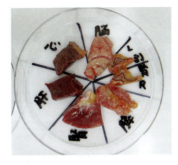

図2　採取した各臓器

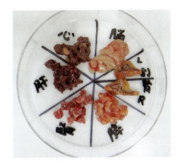

図3　各臓器の細切・トリミング
各臓器を用途に合わせて細切・トリミングする．

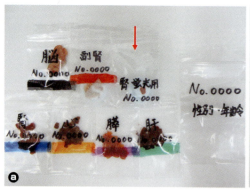 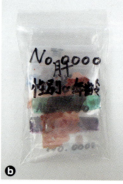 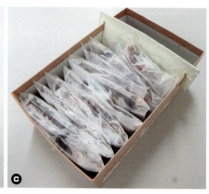

**図4　各臓器の保存**
**a**：臓器別・利用目的別に分けて袋に入れる．腎蛍光用組織(矢印)はコンパウンドに包埋する．**b**：1症例ごとまとめて保存する．**c**：番号順に保存箱に入れる．

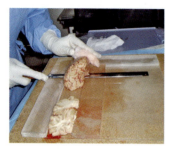 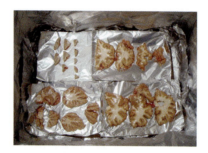 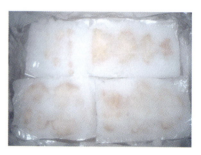

**図5　脳のカッティング**
脳採取後，割断器で均一な厚さに割断する．

**図6　脳の凍結前**
凍結用クーラーボックスにアルミホイルを敷き，割断した脳を並べる．

**図7　脳の凍結**
細かく砕いたドライアイスで上から覆い凍結．

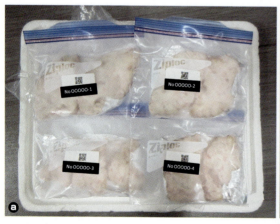 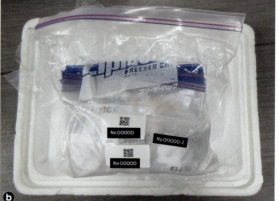

**図8　脳の保存**
**a**：部位別に小袋に入れる．**b**：1症例をまとめて保存する．

では凍結した組織に亀裂が生じやすく，大型の臓器をそのままの状態で急速に凍結するためには砕いたドライアイスで覆う方法が最も効果的である．

凍結後，部位別に小袋に入れ，1症例をまとめて保存する(図8a, b)

### 3) 血清・血漿の保存法

血清・血漿は病態の解明・診断・研究において汎用性の高い検体といえる．死亡前に血液検査として

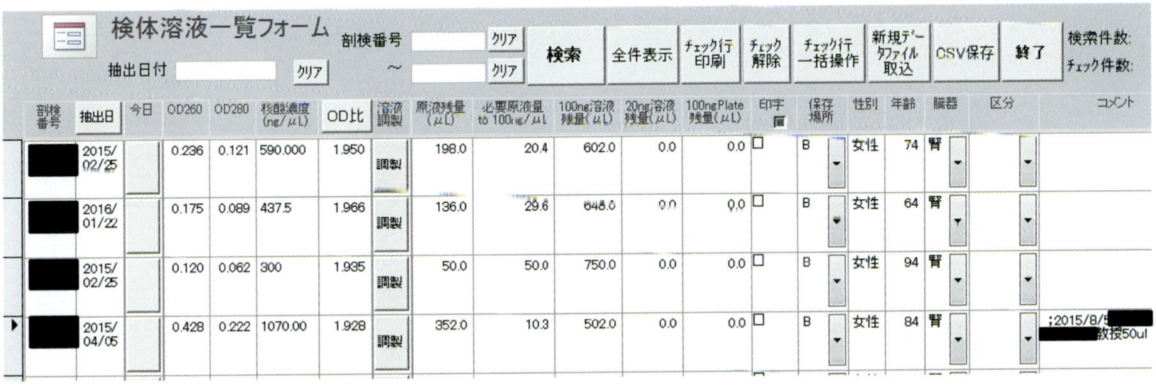

図9　データベース（一覧フォーム）

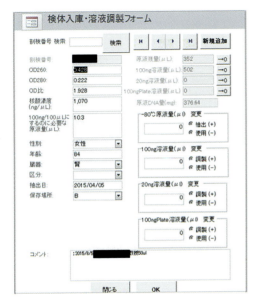

図10　データベース（入力フォーム）

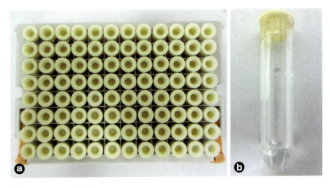

図11　DNAの保存
a：多数例のDNAが保存されたラック．b：チューブ内DNA．

採血された診療後の余剰検体を遺族の承諾を得た上で凍結保存しておくと，生化学的解析を加えることが可能となる．遺体からは開胸した後，右心房を穿刺して血液を採取する．これらの検体の取り扱いに関する注意点を以下に示す．

①死亡直前の検体は一部のデータがパニック値を示すことが多いため，なるべく死亡日から数日以上前の血清や血漿を保存する．
②管理台帳を作成し残量の確認と使用記録を残す．
③凍結解凍を繰り返さないように，1本にまとめて保存するのではなく，少量ずつ数本のチューブに分けて保存する．

### 4）DNAの保存法

DNAは中長期の保存でも比較的変性が少ない．抽出したDNAを目的や用途に合わせて濃度調整し保存することによって容易に使用することができる．また抽出したDNAは管理しやすいように基本的な患者情報・DNAの抽出量・保存内容・特記事項などをデータベース化しておくとよい（図9，10）．

保存方法としての具体例を以下に示す．
①原液は−80℃で凍結保存．

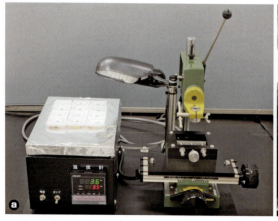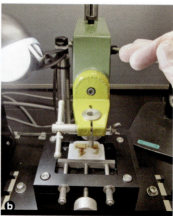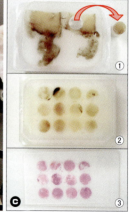

図12　組織マイクロアレイパラフィンブロック作製
a：組織マイクロアレイ作製装置．b：組織の目的部分を抜き取る．c：抜き取ったコアを1個のブロックにし種々のアッセイを行う．

②原液から濃度100 ng/μLの溶液を500 μL作製し，チューブに分注し4℃で保存する（図11a，b）．

### 5）組織マイクロアレイパラフィンブロック作製

組織マイクロアレイとは，複数のホルマリン固定包埋組織ブロックの目的とする組織の領域から専用装置（図12a）で円柱状に組織を抜き取り（コア）（図12b，c①），それらのコアを1個のパラフィンブロックとして再包埋したものである（図12c②）．

1枚のスライドグラスに複数の切片を載せることができるため（図12c③），多数のサンプルを一度にアッセイできるメリットがある．

## 2　リソースを活用する際の留意点

バイオリソースとして材料を保存し運用するには，システム，スペースおよび倫理面など様々な課題をクリアする必要がある．

解剖症例の検体保存は死体解剖保存法に則り行われるものであり，第1条に「医学の教育又は研究に資することを目的とする」との記述がある[2]．しかし，この1文で倫理的な問題が全て解決できるわけではなく，以下のような手続きが必須である．また，この手続きや考え方も時代とともに変わっていくので，常に最新の情報を得て更新していくことも重要である．

①患者遺族の解剖承諾を得る際に研究目的での利用に対する同意を得る．5年10年の時を経て新しい研究手法にも利用できるように同意を得る必要がある．
②改正個人情報保護法（平成29年5月施行）に則って「匿名化」をするとともに，試料の授受について施設長の承諾，公開などを行う．
③研究に対しては倫理に関する厳格な審査が行われなければならない．
④リソースとそれに付随する情報の適正な管理運用を行う．

目的や機関の属性に合わせてシステムを構築する必要がある．

（鈴木明美，児島宏哉，木村勇里）

### ◆ 文　献 ◆

1) 村山繁雄 ほか：老化と認知症の臨床・画像・病理関連（動的神経病理）による解明—ブレインバンクプロジェクト．臨床検査 2006，50：1085-1089
2) 死体解剖保存法（平成二十六年六月二十五日公布（平成二十六年法律第八十三号）改正
http://www.houko.com/00/01/S24/204.HTM

# VII 肉眼所見に基づくまとめ

## 1 解剖室から戻ったときにすること

①病理診断支援システムで解剖例を管理している施設では，当該病理番号の画面にて執刀医，介助者，解剖開始時刻など必要事項を記入する（台帳を用いて病理解剖症例を管理している施設でも同様に必要事項を記入する）．
②臓器重量など必要事項もこの時点で入力しておくとよい．

## 2 病理解剖の肉眼所見に基づくまとめの作成

### 1）基本情報の確認とまとめ

③病理解剖台帳は病理診断支援システムで管理していても，病理解剖記録用紙を併行して使用している施設も多い．この病理解剖記録用紙にも，この時点で病理番号，患者氏名，年齢，性，診療録ID，死亡年月日（時刻），病理解剖年月日（開始時刻），臨床診断を記入する．
④臓器重量を記入する．

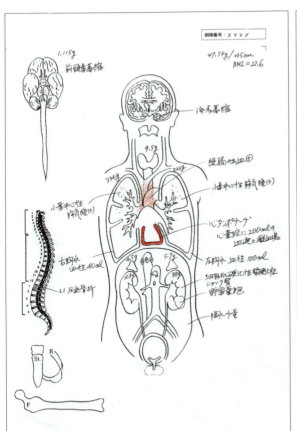
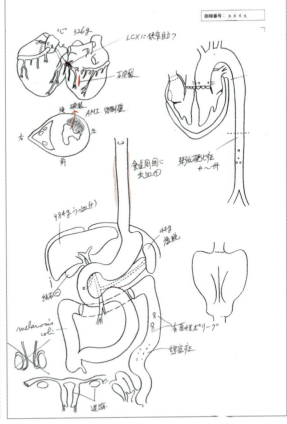

図1 肉眼所見に基づく所見のまとめ
一覧できるようにまとめることで，全体像を把握しやすくなる．

## 肉眼所見報告書

**臨床診断**
1. 急性心筋梗塞
2. 心タンポナーデ
3. パーキンソン症候群，進行性核上性麻痺，認知症
4. 高血圧
5. 膝蓋骨骨折

**病理診断**
1. 心タンポナーデ
2. 急性心筋梗塞（後側壁）＋心破裂
3. 〔出血性ショック〕（ショック腎，うっ血肝，脾虚脱）
4. 脳病変（前頭葉萎縮，海馬萎縮，黒質色素脱失，小脳歯状核変性）

**病理所見**
主病変
A 心タンポナーデ＋急性心筋梗塞＋心破裂
1. 心タンポナーデ：凝血塊を含む210 mLの血液で心嚢腔は充満．上縦隔，前縦隔に出血が広がっている．
2. 急性心筋梗塞（心，326 g）：後側壁に出血を伴う梗塞巣あり．梗塞は心基部から心尖部近傍まで広がる．後側壁の心膜は縦に長さ2.5 cmに破裂し，この部位から心嚢腔へ出血したものと推測される．
3. 後壁中隔，前壁に境界不明瞭な線維化巣あり．
4. 左室肥大なし，軽度拡張あり．右室肥大・拡張なし．心房の拡張なし．心耳内に血栓なし．
5. 大動脈弁：右冠尖と無冠尖が融合を示し，大動脈弁輪付着部が下垂している．他の弁装置に著変なし．
6. 冠状動脈硬化症：右冠状動脈は石灰化が高度．

副病変
B 関連する所見ならびにその他の所見
1. うっ血肝（984 g）：いわゆるにくずく肝．
2. ショック腎（左88 g，右103 g）．動脈硬化性変化は軽度．
3. 虚脱脾（44 g）：色むらと虚脱がみられる．軽度炎症反応もみられる．
4. 高度膵萎縮：一部に出血・脂肪壊死を伴う．
5. 食道，胃，十二指腸，空腸．回腸に著変なし．
6. 結腸にメラノーシスあり．下行結腸に小ポリープあり．S状結腸に憩室症あり．
7. 膀胱：軽度の点状出血あり．尿管に著変なし．
8. 肺（左222 g，右334 g）：軽度うっ血を認める．肺炎なし．両側に小葉中心性肺気腫を軽度認める．
   胸水：左100 mL，血性；右40 mL，血性．
9. 胆嚢，胆道に著変なし．
10. 子宮，卵巣：著変なし．
11. 副腎（左5.7 g，右4.5 g），甲状腺（9.5 g），下垂体（1.1 g）に著変なし．
12. 脳（1,115 g）：前頭葉の軽度萎縮あり．割面で海馬萎縮を認めるが，淡蒼球の萎縮はごく軽度．中等度動脈硬化あり．
13. 大動脈粥状硬化：中等度〜高度．
14. 骨髄：赤色髄〜混合髄．第1腰椎に圧迫骨折あり．
15. 栄養状態良好の女性屍体（47.5 kg/145 cm，BMI＝22.6）．
    右膝前面に手術創（9 cm，2 cm長）．左足，右手指爪の色調変化あり．

**臨床概要**
【既往歴】 高血圧あり．アルツハイマー型認知症・大脳基底核石灰化（78歳），パーキンソン病，変形性脊椎症（79歳），右膝蓋骨骨折（79歳），進行性核上性麻痺（81歳）．
【嗜好品】 飲酒歴，ビール1本/日．喫煙歴なし（Nonsmoker）．
【現病歴】 X年Y月Z日早朝6時30分嘔吐したため救急外来受診．心電図で心筋梗塞（後側壁）の疑い．心エコーでも側壁，後壁のhypokinesisを認めた．ADLは寝たきりであったので，保存的に治療する方針を決めた後．急激に血圧低下（収縮期 80 mmHg），午後4時22分呼吸停止し，心拍数も低下したため，心エコーを施行したところ心タンポナーデの所見が得られた．家族は救急蘇生を希望せず，午後5時1分死亡確認（全経過，1日以内）．

**コメント**
1. 左室後側壁に心基部から心尖部近傍に至る範囲で急性心筋梗塞が認められた．梗塞部位のほぼ中央が縦に2.5 cm裂け，ここから心嚢腔に出血し，心タンポナーデに至ったものと推測される．それにより血管内循環血液量の低下，循環不全が生じ，ショックに陥り死亡したものと考えられる．
2. 心筋梗塞の責任血管は割面および心膜下に透見される走行から左回旋枝と思われるが，詳細な検討は固定後に行う予定である．

図2 肉眼所見報告書（サンプル）

## 2）全体像の把握

⑤病理解剖記録用紙に基づき，全身所見を**図1**に示すように用紙に記入する．この記載により，症例の全体像を把握しやすくなる．

⑥腫瘍と炎症を色分けするとより理解しやすくなる．

## 3）肉眼所見に基づく病理診断書作成

⑦上記の情報をとりまとめて，肉眼所見に基づく病理診断書を作成する．

⑧組織学的にも検討し最終的な報告書が出るまである程度の期間が必要なので，この時点ではあくまで肉眼所見に基づく暫定的な診断であることを断った上で発行する．臨床医がこの報告書をご遺族に説明する可能性も注意する．

⑨書式としては，最終的な病理解剖診断書と同様に，患者情報のほかに，臨床診断，病理診断を記載する．所見は重要度に従って，主病変，副病変として記載する．全ての臓器を漏れなく記録することにも配慮する（**図2**）．器官系に記載する方法もあり，各臓器の記載漏れしにくい長所もあるが，その一方で疾患の重要度がわかりにくいという短所がある．

⑩所見に続いて，簡単な病歴（発症時期，診断日，治療法，経過，死亡直前の状態，罹病期間）を記載しておくと，剖検輯報に登録する際に役立つ．

⑪コメントを付ける．肉眼的に得られた所見に基づいて，当該症例における病態をこの時点でどう考えているかを簡単に考察する．肉眼的観察での限界や，詳細については組織学的検索が必要などについてもコメントするとよい．

## 4）その後の検索と最終診断書の発行

⑫マクロカンファレンスを施行した後，切り出しを行い，標本ができたら鏡検する．必要に応じて特殊染色を実施し，最終診断報告書を作成する．

⑬多くの症例で，肉眼所見に組織学的所見を追加することで最終診断に至る．実際の解剖の記憶が残っている時点で肉眼所見に基づく報告書を作成しておくことは，検索を円滑に進めるためにも意義がある．

⑭病理解剖は一つとして同じ症例はない．それぞれの診断の手順に関しては，外科病理学，臨床医学，検査医学などフルに活用する．

⑮病理解剖の最終診断書は，生前の臨床診断，病理診断を含め，全てを包括して反省する材料となる．

（新井冨生）

# VIII 臓器重量の年齢変化

臓器重量は個々の臓器の機能や全身状態(循環動態,栄養状態,発達の程度)の把握に役立つものであり,解剖時に主要臓器の重量を記録し,所見として病理解剖診断書に記載するのが望ましい.臓器重量の解釈の一助となるべく,我々の施設で実施した病理解剖例の臓器重量の平均値を掲載する(表1, 2).

1977〜2013年の間に施行された7,400例の病理解剖例を基に,性・年齢ごとの臓器重量の平均値を算出した.悪性腫瘍の原発巣および転移巣を認めたものは除外し,さらに平均値±2δ(δ:標準偏差)の範囲を超えるものを除外した上で,再度,平均値および標準偏差を求めた.なお,老年医学に特化した施設であるため,1〜60歳までの計測結果については「日本法医学会企画調査委員会 編:法医剖検例の臓器計測値(2009〜2013)[updated 2015 Oct 15; cited 2018 Apr 27]. Available from:http://www.jslm.jp/problem/zouki.pdf」より許諾を得て一部改変の上転載した.

表1, 2で56〜60歳と60〜69歳で数値に隔たりがあるのは,法医解剖例と病理解剖例では死因や基

**表1 男性の年齢別臓器重量**

| | 脳(g) | | 下垂体(g) | | 甲状腺(g) | | 心臓(g) | | 左肺(g) | | 右肺(g) | | 肝臓(g) | | 脾臓(g) | | 左腎(g) | | 右腎(g) | |
|---|---|---|---|---|---|---|---|---|---|---|---|---|---|---|---|---|---|---|---|---|
| | 重量 | 標準偏差 | 重量 | 標準偏差 | 重量 | 標準偏差 | 重量 | 標準偏差 | 重量 | 標準偏差 | 重量 | 標準偏差 | 重量 | 標準偏差 | 重量 | 標準偏差 | 重量 | 標準偏差 | 重量 | 標準偏差 |
| 1歳 | 1129 | 112 | 0.2 | 0.1 | 42.3 | 0.5 | 51 | 8 | 91 | 23 | 107 | 30 | 401 | 69 | 45 | 19 | 35 | 7 | 33 | 6 |
| 2歳 | 1274 | 108 | 0.2 | 0.1 | 2.7 | 0.7 | 65 | 10 | 113 | 26 | 129 | 38 | 464 | 104 | 53 | 18 | 41 | 8 | 39 | 9 |
| 3歳 | 1339 | 121 | 0.3 | 0.2 | 3.4 | 1.0 | 74 | 10 | 148 | 34 | 167 | 40 | 535 | 74 | 56 | 19 | 49 | 10 | 46 | 8 |
| 4歳 | 1279 | 166 | 0.3 | 0.1 | 4.5 | 0.6 | 85 | 25 | 141 | 46 | 157 | 45 | 547 | 123 | 68 | 33 | 47 | 11 | 46 | 12 |
| 5歳 | 1371 | 139 | 0.2 | 0.1 | 3.5 | 1.3 | 93 | 12 | 159 | 56 | 176 | 52 | 610 | 118 | 54 | 25 | 50 | 11 | 49 | 11 |
| 6歳 | 1451 | 139 | 0.3 | 0.1 | 5.6 | 1.9 | 108 | 14 | 176 | 64 | 208 | 42 | 696 | 132 | 60 | 26 | 62 | 16 | 59 | 15 |
| 7歳 | 1428 | 181 | 0.3 | 0.1 | 4.8 | 1.0 | 116 | 16 | 182 | 62 | 219 | 62 | 667 | 101 | 64 | 23 | 62 | 24 | 54 | 11 |
| 8歳 | 1366 | 82 | ND | ND | 6.0 | 1.1 | 133 | 29 | 247 | 86 | 254 | 88 | 777 | 87 | 87 | 38 | 65 | 5 | 67 | 8 |
| 9歳 | 1303 | 187 | ND | ND | ND | ND | 140 | 21 | 253 | 60 | 313 | 81 | 745 | 120 | 63 | 2 | 72 | 5 | 85 | 7 |
| 10歳 | 1459 | 142 | 0.4 | 0.2 | 8.7 | 1.8 | 183 | 32 | 342 | 101 | 422 | 159 | 999 | 133 | 83 | 17 | 92 | 30 | 88 | 23 |
| 11歳 | 1385 | 191 | 0.6 | 0.1 | 8.8 | 2.4 | 206 | 51 | 265 | 142 | 283 | 157 | 979 | 178 | 96 | 38 | 91 | 19 | 95 | 21 |
| 12歳 | 1473 | 101 | 0.3 | 0.2 | 11.6 | 4.1 | 221 | 33 | 476 | 162 | 533 | 170 | 1057 | 187 | 123 | 36 | 104 | 19 | 98 | 15 |
| 13歳 | 1489 | 73 | 0.5 | 0.2 | 12.1 | 2.5 | 246 | 31 | 461 | 188 | 560 | 153 | 1239 | 234 | 133 | 41 | 124 | 21 | 111 | 26 |
| 14歳 | 1510 | 134 | 0.5 | 0.1 | 15.0 | 3.7 | 282 | 57 | 514 | 169 | 555 | 165 | 1340 | 223 | 179 | 43 | 137 | 29 | 122 | 25 |
| 15歳 | 1497 | 163 | 0.5 | 0.1 | 18.6 | 4.7 | 287 | 35 | 485 | 282 | 608 | 317 | 1288 | 239 | 127 | 44 | 122 | 19 | 111 | 9 |
| 16歳 | 1468 | 90 | 0.7 | 0.1 | 16.6 | 5.7 | 303 | 52 | 462 | 155 | 550 | 195 | 1365 | 254 | 143 | 43 | 145 | 29 | 132 | 24 |
| 17歳 | 1471 | 133 | 0.6 | 0.2 | 17.0 | 7.1 | 300 | 53 | 497 | 262 | 567 | 259 | 1383 | 338 | 134 | 62 | 146 | 50 | 138 | 50 |
| 18歳 | 1483 | 114 | 0.9 | 1.1 | 15.5 | 4.2 | 301 | 46 | 427 | 171 | 507 | 191 | 1389 | 328 | 130 | 41 | 136 | 26 | 129 | 23 |
| 19歳 | 1496 | 118 | 0.5 | 0.2 | 16.1 | 4.6 | 318 | 56 | 528 | 220 | 600 | 232 | 1352 | 251 | 128 | 47 | 136 | 24 | 129 | 26 |
| 20歳 | 1490 | 90 | 0.6 | 0.3 | 14.5 | 4.9 | 307 | 48 | 438 | 180 | 479 | 161 | 1389 | 301 | 128 | 49 | 133 | 35 | 121 | 27 |
| 21〜25歳 | 1499 | 122 | 0.5 | 0.2 | 17.0 | 4.6 | 320 | 54 | 487 | 168 | 536 | 184 | 1441 | 305 | 118 | 44 | 139 | 30 | 133 | 28 |
| 26〜30歳 | 1484 | 112 | 0.6 | 0.2 | 18.2 | 5.6 | 338 | 52 | 533 | 170 | 597 | 207 | 1505 | 324 | 123 | 51 | 156 | 35 | 145 | 36 |
| 31〜35歳 | 1468 | 116 | 0.5 | 0.1 | 18.7 | 6.1 | 346 | 62 | 486 | 175 | 560 | 201 | 1560 | 380 | 121 | 61 | 153 | 32 | 143 | 30 |
| 36〜40歳 | 1463 | 114 | 0.6 | 0.2 | 18.4 | 5.6 | 362 | 66 | 516 | 177 | 607 | 229 | 1640 | 396 | 113 | 51 | 162 | 39 | 149 | 31 |
| 41〜45歳 | 1459 | 113 | 0.6 | 0.2 | 20.2 | 11.0 | 371 | 73 | 492 | 172 | 559 | 204 | 1556 | 351 | 103 | 46 | 159 | 34 | 150 | 32 |
| 46〜50歳 | 1429 | 122 | 0.6 | 0.1 | 17.3 | 5.5 | 370 | 73 | 488 | 171 | 557 | 203 | 1497 | 341 | 97 | 47 | 159 | 34 | 151 | 34 |
| 51〜55歳 | 1395 | 117 | 0.5 | 0.2 | 18.1 | 7.1 | 371 | 76 | 489 | 166 | 565 | 191 | 1499 | 342 | 100 | 51 | 158 | 35 | 151 | 35 |
| 56〜60歳 | 1395 | 119 | 0.6 | 0.2 | 17.2 | 6.5 | 377 | 73 | 480 | 162 | 564 | 185 | 1432 | 344 | 93 | 51 | 160 | 35 | 149 | 34 |
| 60〜69歳 | 1337 | 128 | 0.5 | 0.2 | 14.9 | 4.2 | 333 | 82 | 455 | 167 | 554 | 189 | 1096 | 283 | 96 | 53 | 137 | 29 | 135 | 33 |
| 70〜79歳 | 1294 | 121 | 0.5 | 0.2 | 14.0 | 5.2 | 335 | 83 | 443 | 163 | 545 | 202 | 981 | 258 | 84 | 50 | 125 | 32 | 120 | 32 |
| 80〜89歳 | 1257 | 132 | 0.5 | 0.2 | 13.1 | 5.0 | 334 | 80 | 442 | 167 | 546 | 193 | 876 | 231 | 72 | 42 | 114 | 30 | 108 | 30 |
| 90〜99歳 | 1222 | 116 | 0.5 | 0.2 | 12.1 | 4.5 | 332 | 79 | 423 | 156 | 515 | 185 | 793 | 206 | 61 | 37 | 103 | 28 | 97 | 29 |
| 100歳以上 | 1212 | 80 | 0.6 | 0.1 | 11.8 | 4.5 | 338 | 73 | 457 | 156 | 497 | 167 | 716 | 105 | 57 | 26 | 97 | 26 | 83 | 24 |

注:1〜60歳は法医剖検例の臓器計測値(2009〜2013),60〜100歳以上は東京都健康長寿医療センターのデータより算出.

表2 女性の年齢別臓器重量

| | 脳(g) | | 下垂体(g) | | 甲状腺(g) | | 心臓(g) | | 左肺(g) | | 右肺(g) | | 肝臓(g) | | 脾臓(g) | | 左腎(g) | | 右腎(g) | |
|---|---|---|---|---|---|---|---|---|---|---|---|---|---|---|---|---|---|---|---|---|
| | 重量 | 標準偏差 | 重量 | 標準偏差 | 重量 | 標準偏差 | 重量 | 標準偏差 | 重量 | 標準偏差 | 重量 | 標準偏差 | 重量 | 標準偏差 | 重量 | 標準偏差 | 重量 | 標準偏差 | 重量 | 標準偏差 |
| 1歳 | 1035 | 155 | 0.2 | 0.0 | 2.4 | 0.8 | 48 | 11 | 85 | 25 | 104 | 30 | 380 | 65 | 41 | 17 | 33 | 7 | 32 | 7 |
| 2歳 | 1201 | 87 | 0.2 | 0.1 | 2.6 | 0.7 | 63 | 8 | 121 | 26 | 145 | 29 | 490 | 76 | 48 | 14 | 44 | 9 | 44 | 10 |
| 3歳 | 1205 | 122 | 0.2 | 0.1 | 2.5 | 0.8 | 65 | 16 | 125 | 26 | 139 | 35 | 485 | 60 | 48 | 18 | 42 | 7 | 40 | 6 |
| 4歳 | 1260 | 84 | 0.3 | 0.1 | 4.2 | 1.2 | 82 | 14 | 150 | 49 | 163 | 36 | 551 | 80 | 61 | 27 | 51 | 10 | 48 | 9 |
| 5歳 | 1299 | 59 | 0.3 | 0.1 | 4.1 | 1.3 | 88 | 11 | 145 | 42 | 166 | 44 | 588 | 134 | 55 | 14 | 50 | 11 | 52 | 9 |
| 6歳 | 1410 | 134 | 0.3 | 0.1 | 5.4 | 2.4 | 115 | 15 | 212 | 42 | 215 | 48 | 696 | 121 | 70 | 31 | 73 | 9 | 67 | 9 |
| 7歳 | 1249 | 55 | 0.2 | 0.1 | 6.7 | 3.3 | 118 | 30 | 179 | 42 | 175 | 64 | 821 | 434 | 52 | 12 | 57 | 11 | 54 | 12 |
| 8歳 | 1355 | 111 | ND | ND | 7.1 | 1.9 | 125 | 27 | 222 | 66 | 240 | 107 | 651 | 110 | 63 | 12 | 69 | 5 | 64 | 8 |
| 9歳 | 1325 | 178 | 0.4 | 0.1 | 9.6 | 2.8 | 128 | 28 | 213 | 113 | 202 | 68 | 781 | 219 | 78 | 32 | 66 | 17 | 61 | 13 |
| 10歳 | ND | ND | ND | ND | 10.2 | 6.8 | 151 | 19 | 192 | 31 | 229 | 77 | 888 | 139 | 60 | 26 | 64 | 30 | 64 | 32 |
| 11歳 | 1390 | 146 | 0.6 | 0.2 | 9.7 | 1.3 | 172 | 20 | 394 | 130 | 438 | 151 | 1077 | 284 | 102 | 80 | 106 | 29 | 95 | 16 |
| 12歳 | 1254 | 376 | ND | ND | 9.5 | 2.3 | 215 | 62 | 339 | 197 | 336 | 150 | 1110 | 287 | 105 | 41 | 111 | 25 | 101 | 20 |
| 13歳 | 1370 | 145 | 0.6 | 0.2 | 13.6 | 2.8 | 226 | 43 | 458 | 95 | 438 | 167 | 1141 | 247 | 117 | 27 | 120 | 30 | 114 | 26 |
| 14歳 | 1441 | 136 | 0.5 | 0.0 | 13.7 | 3.2 | 242 | 43 | 350 | 144 | 396 | 191 | 1047 | 392 | 141 | 58 | 125 | 24 | 126 | 34 |
| 15歳 | 1343 | 126 | 0.7 | 0.2 | 12.2 | 2.2 | 229 | 30 | 438 | 191 | 466 | 178 | 1233 | 168 | 116 | 46 | 114 | 16 | 103 | 11 |
| 16歳 | 1305 | 126 | ND | ND | 13.5 | 4.2 | 195 | 19 | 365 | 87 | 405 | 139 | 1028 | 149 | 87 | 22 | 104 | 18 | 94 | 15 |
| 17歳 | 1351 | 106 | 0.6 | 0.2 | 16.3 | 6.5 | 218 | 31 | 386 | 184 | 419 | 167 | 1186 | 236 | 126 | 39 | 116 | 31 | 106 | 25 |
| 18歳 | 1366 | 122 | 0.6 | 0.2 | 13.5 | 3.2 | 241 | 49 | 380 | 158 | 367 | 137 | 1171 | 236 | 117 | 29 | 114 | 25 | 110 | 25 |
| 19歳 | 1331 | 122 | 0.7 | 0.2 | 13.1 | 3.6 | 223 | 35 | 362 | 131 | 424 | 172 | 1069 | 271 | 96 | 22 | 110 | 24 | 104 | 24 |
| 20歳 | 1307 | 138 | 0.7 | 0.1 | 13.6 | 4.7 | 228 | 28 | 328 | 135 | 368 | 134 | 1137 | 214 | 99 | 23 | 115 | 24 | 106 | 17 |
| 21～25歳 | 1314 | 108 | 0.6 | 0.2 | 13.2 | 3.8 | 242 | 58 | 382 | 126 | 430 | 153 | 1277 | 297 | 97 | 40 | 121 | 25 | 111 | 23 |
| 26～30歳 | 1305 | 93 | 0.6 | 0.2 | 14.0 | 5.5 | 239 | 38 | 397 | 139 | 435 | 157 | 1194 | 281 | 95 | 39 | 122 | 23 | 113 | 22 |
| 31～35歳 | 1314 | 98 | 0.6 | 0.2 | 15.2 | 5.4 | 251 | 46 | 383 | 120 | 444 | 151 | 1229 | 286 | 105 | 55 | 123 | 24 | 117 | 21 |
| 36～40歳 | 1309 | 98 | 0.6 | 0.2 | 15.3 | 4.9 | 277 | 60 | 397 | 133 | 459 | 146 | 1343 | 326 | 96 | 44 | 133 | 29 | 126 | 28 |
| 41～45歳 | 1291 | 111 | 0.7 | 0.2 | 15.3 | 5.9 | 289 | 53 | 411 | 140 | 476 | 161 | 1323 | 333 | 90 | 41 | 134 | 35 | 126 | 29 |
| 46～50歳 | 1281 | 105 | 0.8 | 0.9 | 14.7 | 6.7 | 293 | 62 | 379 | 127 | 446 | 152 | 1341 | 336 | 96 | 51 | 130 | 30 | 124 | 27 |
| 51～55歳 | 1274 | 105 | 0.6 | 0.2 | 13.9 | 5.4 | 296 | 58 | 400 | 123 | 466 | 141 | 1277 | 270 | 88 | 44 | 131 | 32 | 122 | 32 |
| 56～60歳 | 1267 | 116 | 0.7 | 0.3 | 14.8 | 6.7 | 310 | 62 | 394 | 150 | 456 | 175 | 1227 | 274 | 82 | 40 | 127 | 29 | 121 | 28 |
| 60～69歳 | 1198 | 99 | 0.6 | 0.3 | 13.6 | 6.1 | 303 | 74 | 318 | 101 | 318 | 101 | 954 | 232 | 73 | 36 | 119 | 33 | 115 | 29 |
| 70～79歳 | 1174 | 100 | 0.5 | 0.3 | 12.6 | 5.7 | 318 | 75 | 322 | 112 | 322 | 112 | 891 | 220 | 67 | 34 | 109 | 31 | 106 | 28 |
| 80～89歳 | 1139 | 97 | 0.6 | 0.3 | 12.2 | 5.8 | 309 | 72 | 307 | 110 | 307 | 110 | 786 | 204 | 57 | 31 | 95 | 27 | 92 | 26 |
| 90～99歳 | 1108 | 94 | 0.6 | 0.2 | 11.7 | 6.5 | 300 | 68 | 283 | 100 | 283 | 100 | 683 | 178 | 47 | 26 | 83 | 23 | 79 | 22 |
| 100歳以上 | 1076 | 92 | 0.6 | 0.2 | 10.5 | 5.7 | 276 | 56 | 262 | 81 | 262 | 81 | 576 | 150 | 40 | 22 | 76 | 22 | 71 | 21 |

注：1～60歳は法医剖検例の臓器計測値(2009～2013)，60～100歳以上は東京都健康長寿医療センターのデータより算出．

礎疾患の有無などで異なる特徴をもっているためであり，その点に関しては留意されたい．

＜臓器重量の一般的特徴＞
・成長・発達に合わせて臓器重量は増加し，20歳代前後でピークを迎える．
・男性の臓器は女性のそれより重い．
・同一年代で病的所見がなくても，体格や栄養状態によって重量は左右される．
　⇒平均値±20％以内で異常所見がなければ個体差ととらえる見方もある[1]．

＜各臓器重量の年齢変化＞
・脳：成人後，重量は漸減していくが個体差は少ない．
・下垂体：女性のほうが概ね重く，また，加齢に伴い重量は増加する．
・甲状腺：成人後，重量は漸減する．
・心臓：成人後でも年齢とともに増加するが，71歳以降(病理解剖例)では横ばいである．
・肺：同年代でも個体差は大きい．加齢に伴い重量は減少する．
・肝臓：30～40歳代がピークであり，その後重量は減少する．
・脾臓：10歳代後半で重量は増加するが，その後は漸減し60歳代以降では減少の幅が大きい．
・腎臓：40～50歳代でピークを迎え，その後は加齢に伴い重量は減少する．

（堀　千紗）

◆ 文　献 ◆

1) 日本病理学会(編)：病理解剖とその技術，医歯薬出版，1982, 169-174

# IX データの管理法

　病理解剖症例は1例ごとに診断され，年単位で日本病理学会が編纂している日本病理剖検輯報に登録されている．日本病理学会学術評議員であれば，学会事務局に申請し手続きをとれば自施設のみならず，全国データを活用することが可能である[1]．しかし，病理解剖データを病態解明，研究，教育に有効に用いるために，自施設のデータを利用できる形で登録しておくことは重要である．東京都健康長寿医療センターでは，約40年前から病理解剖データを入力しており，老年病の病態解明のために約8,500例の検索がすぐにできる状態にある．以下，我々の方法を紹介するので参考にしていただきたい．

　約40年前に始めた病理解剖データ登録では，診断をSNOPなどによるコード化を行わずに英数字によるfree-text方式を採用した[2,3]．つまり，「*, +, acute myocardial infarction, anteroseptal, transmural」のように実際の診断に用いた具体的な言葉を入力することにより，死因となりうる急性心筋梗塞（前壁中隔，貫壁性）が解剖所見としてみられたことがニュアンスとしてもわかるようになっている．上記の用語の最初についている「*」，「+」は**表1**にあるような意味を有する．これを付与しておくことで，病態の重篤度，死因との関連が類推できるし，検索のキーワードとしても用いることができる．1980年当時はコンピュータの性能も現在ほど使い勝手がよくなかったので，ハード面でもソフト面でも導入に対するハードルはかなり高かったが，最近はパーソナルコンピュータの性能もよくなってきたので，エクセルやファイルメーカーといった汎用ソフトを用いてデータベースを作成することはさほど困難ではなくなった．

　我々が入力している項目は**表2**のとおりである．

**表1　病理解剖データベースにおける記号一覧**

| 記号 | 意味 |
|---|---|
| * | 主要病理診断 |
| + | 直接死因に関与する病変 |
| TX | 悪性腫瘍 |
| M-原発臓器 | 転移．M-stomachとすれば，胃癌の転移を表す |
| ! | 注目 |
| ? | 疑い診断 |

**表2　病理解剖症例で入力している項目一覧**

| 項目 | 入力内容 |
|---|---|
| 患者基礎情報 | 氏名，生年月日，ID，死亡年月日，死亡時年齢（自動計算），性 |
| 臨床情報 | 臨床診断，喫煙歴，飲酒歴 |
| 病理解剖基本情報 | 身長，体重，BMI（自動計算） |
| | 臓器重量（心，肺，肝，脾，腎，副腎，甲状腺，下垂体，脳） |
| | 体腔液量（心嚢液，胸水，腹水） |
| | 胸部屍体血液量（屍血量） |
| 病理解剖情報 | 各臓器の診断（ただし，軽度のうっ血などは登録しない） |
| | 肺気腫の程度 |
| | 大動脈と主要分枝の動脈硬化の程度 |

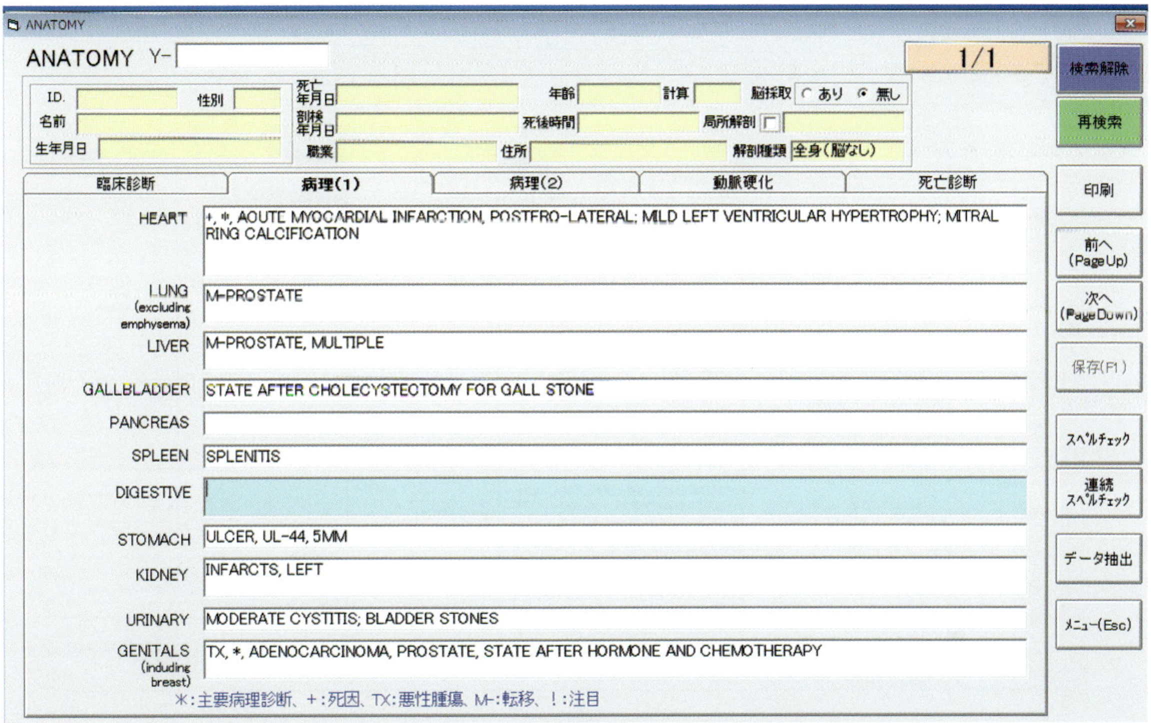


a

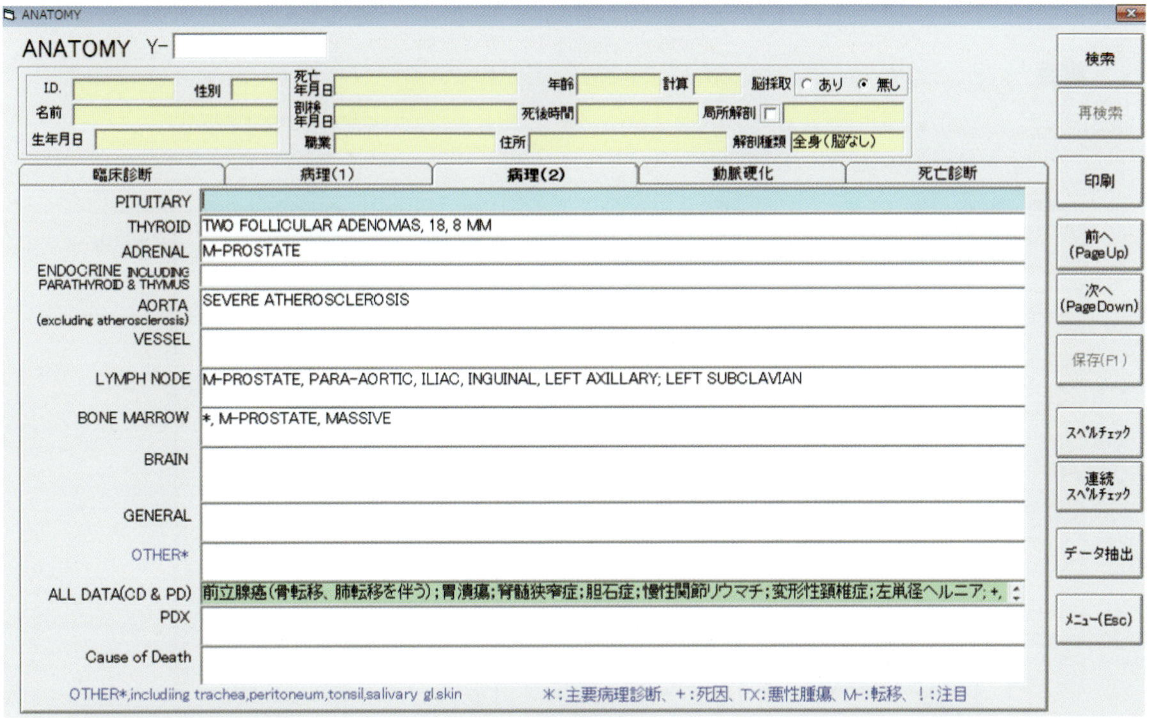


b

図1　病理解剖データベース「ANATOMY」の入力画面(東京都健康長寿医療センター)

**a**：病理(1)，**b**：病理(2)．患者基本情報とともに，全身各臓器の所見を記入できるようになっている．

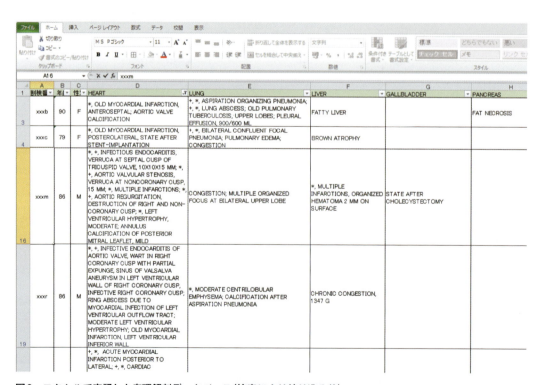

図2　エクセルで表記した病理解剖データベース（病理番号順）

図3　エクセルで表記した病理解剖データベース（検索により絞り込み後）
キーワード「myocardial infarction」で検索した後の一覧表である．このようにして図2で示した表から，目的とする疾患の抽出が可能となる．

実際の登録画面を**図1**に示す．患者基本情報は電子カルテあるいは病理診断支援システムから得ることにより，入力間違いを避けることができる．このように入力した情報を適切に管理し，有効に活用することが病理解剖の意義をより一層高めることにつながる．

　**図2**はエクセルで表示した症例リストであるが，「myocardial infarction」をキーワードにして検索すると，**図3**に示すように症例を絞り込むことができる．このような病理解剖データベースを病理医のみならず院内に広く周知し，臨床医にも積極的に利用するよう促している．このことにより臨床医が病理解剖の重要性を理解する一助にもなっている．

（新井冨生）

◆　**文　献**　◆

1) 一般社団法人日本病理学会：日本病理剖検輯報データベース利用方法．
　http://pathology.or.jp/kankoubutu/autopsy-system/autopsy-db.html
2) 大坪浩一郎 ほか：病理剖検データをコード化せずに（Free-Text方式）蓄積，検索，解析するための電算機システム．病理と臨床 1983, **1**：355-360
3) Ohtsubo, K., et al.：A pathology database system for autopsy diagnoses using free-text method. Med Inform(Lond) 1992, **17**：47-52

# 付録1 死体解剖保存法

　病理解剖は昭和24年12月10日に施行された死体解剖保存法に則り実施される．この法律はその後10数回改正されて現在に至る．基本的な条文に変化はみられないものの，時代の変遷に伴い改正され，さらに「病理解剖指針（昭和63年1月7日）」や「死体解剖資格の認定等について（平成7年4月1日，厚生省健康政策局長通知）」なども付記として掲載されている．法律の全文はe-Gov法令検索http://elaws.e-gov.go.jp/search/elawsSearch/elaws_search/lsg0100/などで一読されたい．

　この中で日常業務として病理解剖を遂行する上で特に知っておいたほうがよい条文について，以下に取り上げて解説する．

（新井冨生）

### ◆ 文　献 ◆

1) 病理解剖臓器の所有権をめぐって争われていた裁判（東京地裁）の判決内容．判例時報1797号（平成14年12月1日号），68-79

| 項　目 | 解　説 |
|---|---|
| 第1条　病理解剖の目的 | 病理解剖の目的は死因調査が最も重要であるが，医学の教育または研究に資することも目的として明記されている．死因解明のみにとどまらず，教育・研究に適正に用いることが解剖に承諾された尊い意思に報いることだと思う． |
| 第2条　解剖資格 | 「死体の解剖をしようとする者はあらかじめ解剖をしようとする地の保健所長の許可を受けなければならない」とされているが，病理解剖に限定すると，①死体解剖資格を有する者，②医学部（医科大学）の病理学の教授，准教授は，その都度許可を得なくても解剖することができる． |
| 第17条　標本としての保存 | 「大学又は病院長は，医学の教育又は研究のために特に必要があるときは，遺族の承諾を得て，死体の全部又は一部を標本として保存することができる」．<br>病理解剖の承諾書にも，死体の一部を標本として保存する旨を明記し，承諾を得ておくとよい．また，この承諾を得たとしても，遺族から返還を求められた場合，速やかに返却しなければならない[1)]． |
| 第9条　解剖の場所 | 病理解剖はどこでも実施できるわけではなく，特に設けた解剖室において実施されなければならない．通常，病院に設置されている解剖室であれば問題はない．ただし，特別の事情があるときは，保健所長の許可を受ければ解剖室以外でも実施可能である． |
| 第11条　異状の届出 | 解剖中あるいは解剖終了後に，犯罪と関係がある異状と認めた場合は，24時間以内に，解剖をした地の警察署長に届け出なければならない． |
| 第7条　遺族の承諾 | 病理解剖は遺族の承諾があって初めて実施できる．<br>遺族がいない患者の解剖については，主治医を含む2名以上の診療中の医師または歯科医師が死因を明らかにするために解剖の必要を認めれば実施できる．この場合，医事課職員と連絡を密にとり，本当に遺族がいないかを確認することが重要である．解剖承諾書には上記のような病理解剖の必要性を記載し，2名以上の医師または歯科医師が署名する． |
| 死体解剖資格認定要綱 | 原文では「医師又は歯科医師の免許を得た後，初めて解剖補助業務に従事した日から起算して2年以上解剖に関連する研究業務に従事し，かつ，この間に適切な指導者の下で計20体以上についての解剖補助業務に従事し，そのうち10体以上について自ら主として解剖を行った経験を有する者」が死体解剖資格を申請することができるとある．しかし，最近の運用では，医師あるいは歯科医師の免許を得て2年間の初期研修を終了した後，適切な指導者の下で初めて自ら主として解剖を行った例を1例目として起算し，2年以上解剖業務に従事し，しかも，自ら主として解剖を行った例が20例以上で資格申請可能となる．脳のみの解剖は，局所解剖としてカウントされないので注意が必要である． |

# 付録2 異状死について

## 1 異状死の定義

本邦では現在,異状死は法的に定義されていない.平成6年に日本法医学会が提示した「異状死ガイドライン」[1]はあくまでも異状死に関する考え方を提示したにすぎない.このガイドラインは厚生労働省が発行している『死亡診断書(死体検案書)記入マニュアル』[2]に異状死体の参考資料として長年引用されていたが,平成27年度版からは記載されなくなった.一方,医師法 第21条には「医師は死体,妊娠4月以上の死産児を検案して異状を認めた時は24時間以内に自らの病医院を所轄する警察署に届けること」と記載されており,異状死に関連する記述がある.しかし,ここではあくまでも死体を検案し異状を認めたとき,つまり異状のある死体をみたとき届けることと述べているだけで,異状死体が定義されているわけではない.このように異状死体の定義が曖昧なため,その解釈や運用に種々の混乱が生じた.このような中,平成16年4月13日最高裁判所小法廷で,検案時に外表上認められた異状を『異状』とする判例がだされた[3].さらに,平成26年6月10日に田村憲久厚生労働大臣が参議院厚生労働委員会において医師法 第21条の『異状』に関し,医師が死体の外表を検案し異状を認めたときに警察に届け出るものと答弁した.これは厚労省のトップが外表異状説に立つことを初めて明確にした出来事であった.それ以来,外表異状説が日本の標準になった.

医師法における異状の定義は未だ不明確であるが,日本法医学会が提示した異状死ガイドラインは異状死を考える上で有用ではある.ガイドラインでは,明白な病死以外は異状死の可能性があるとしている.事故死や自他殺は明らかに異状死に分類されるが,死因はともかく,死に至る状況を医師が単独で判断することは困難なので,警察に異状死,異状な死体として届け出ることは必要であろう.かつて医療関連死も全て異状死として警察署に届ける風潮の時期もあったが,現在は診療に関連した死亡は日本医療安全調査機構が新たな制度をつくり取り扱うようになってきた[4].

## 2 異状死の取り扱いに関する現状

異状死の取り扱いに関して,本邦にはいわゆる監察医制度が施行されている特定地域と施行されていない地域の2種類がある.どちらの地域でも異状死を届け出るのは死体を検案して医学的に異状があると判断した医師である.医師にとっての異状死は,司法警察員,検察官の判断による変死,犯罪死というものと必ずしも一致するものではない.また,医師であっても,それぞれの地域で異状死の取り扱いは同じではない.このように地域,職種により異状死の取り扱いに差異がみられる.ここでは監察医制度に焦点をあて,それぞれの現状を紹介する.

### 1)監察医制度がある地域(東京都区部,大阪市,神戸市の一部,名古屋市)

監察医の役割は死体解剖保存法 第8条に規定されているように,地域内における伝染病,中毒または災害により死亡した疑いのある死体(つまり外因死例),その他死因の明らかでない死体を取り扱い,死因調査の適正を期することによって公衆衛生の向上を図ることである.監察医を置くべき地域は政令により東京都区部,大阪市,神戸市の一部,名古屋市の4地域が指定されている.これらの地域では,死体解剖保存法で規定された異状な死体を警察に届け出ることになっている.明らかな病死は監察医の扱う死体として法律に記載されていないが,明らかな病死でありながら入院後24時間経っていないものは異状死体として届けると規定している病院がある.東京都監察医務院ホームページ上の異状死体の

規定[5]は死体解剖保存法および日本法医学会の提示した異状死ガイドラインに準拠したものであるが，現在東京都監察医務院で扱われている症例の多くはかかりつけ医の管理下にある患者である．かかりつけ医による在宅での看取りを現在国が促進している現状を考えると，かかりつけ医の管理下にある患者の死亡をどう取り扱うかは今後再考すべきである．例えば高血圧，糖尿病でかかりつけ医に通院している患者が急死した場合，これらの疾患で病状が急変する可能性が低いと判断して異状死体と届けられることがある．また，救急搬送された患者が搬送先病院で死亡した場合，搬送先病院から異状死体として届けられることがある．これらは本来，監察医が検案すべき異状死ではなく，医学的には病死である可能性が高いと推測される．かかりつけ医と連携病院とが密に連絡を取り合い，地域内で患者を最期まで看取るという方針のもとで，病診連携制度が再構築される必要がある．

これらの地域において病理医が異状死の届け出に関与するのは，解剖中に病態と整合性のとれない異状な死を見出した場合である．つまり，病死と思われていたが病理解剖中に病態とつながらない外因による死亡の可能性を見出した場合が該当する．また，脳血管障害・神経変性疾患に罹患していない患者での硬膜下血腫，誤嚥による窒息死，蘇生行為を受けていないにもかかわらず多発性肋骨骨折があり，それによる血気胸がある事例などもあてはまる．病理解剖を行う前に臨床医と情報交換を行うこと，死後画像診断 autopsy imaging (Ai) を行うことなどがこのような事態を回避する一助になる．いずれにしても異状死を疑った場合はまず解剖を中止し，死体解剖保存法 第11条に則り，24時間以内に所轄警察に異状な死体として届け出るのがよい．

## 2) 監察医制度がない地域

上記のように観察医制度のある地域はごく限られており，監察医制度がない地域が日本の標準である．これらの地域では異状死をどう取り扱ったらよいであろうか．端的に言えば医師として死因がわからないものは異状死として届け出るべきである．ただ外因死に関しては，医師が死因を容易に推定できても所轄警察署に届け出るべきであろう．なぜならば，その外因が引き起こされた状況は死体のみから推定できるとは限らないからである．それゆえ交通事故を含む外傷による死亡は，基本的に状況が異状ととらえて届け出るのが望ましい．しかしこの場合でも，死因を記入した死亡診断書・死体検案書を発行することは可能である．また，小児や高齢者の虐待を示唆するような外表上の異状や検査上の異状に気づいた病理医はかかりつけ医に連絡し，生前にも異状があったか否かを照会するとよい．かかりつけ医は虐待あるいはその疑いを既に認識していることがある．かかりつけ医に連絡できない場合は画像情報を含む医療情報を十分に活用すべきである．在宅での看取り例は，かかりつけ医の医学的判断が不可欠である．

監察医制度がない地域でも病理医が異状死に関与するのは，監察医制度がある地域と同様に病理解剖時に異状を発見した場合である．その場合，死体解剖保存法 第11条に則り所轄警察に届け出ることになる．そのタイミングは病理解剖後でも問題ないかもしれないが，警察の捜査を考えると可及的速やかに届けるほうが望ましい．特に犯罪の可能性が強く疑われる場合は，現状を保全し速やかに所轄警察に届けるべきである．

以上のように監察医制度がない地域では，かかりつけ医を含む臨床医との情報交換が重要である．また，外表異状説が基本とはいえ，解剖中の各臓器・組織の肉眼所見，死後画像情報，生化学検査所見などの全てが重要な証拠となりうるので，その取り扱いには万全を期すべきである．

## 3 今後の問題点

本邦における病理専門医の研修プログラムには法医学領域の知識・技術を習得する教育機会が用意されていない[6]．しかしながら，臨床医から監察医に転じた筆者自身の実体験から，外表所見の観察方法や死体現象という基本的な法医学的知識を病理医も習得すべきだと思う．なぜならば，心肺停止で救急搬送された患者や医療事故が疑われる症例への対応

大腿骨 109
大腿骨骨髄 31
大唾液腺 56
大腸 20, 63
大腸憩室症 65, 66
大腸縦走潰瘍 67
大腸腺腫の有病率 65
大動脈 28, 42
大動脈弓 30
大動脈弁 43, 47
大動脈弁逆流症 48
大動脈弁狭窄症 48
大脳 134
タイムアウト 6
高安動脈炎 126
多発血管炎性肉芽腫症 128
多発腎嚢胞 85
多発性骨髄腫 111
田原結節 122
胆汁排出試験 21
単純ヘルペスウイルス 58, 121
胆嚢 21
炭粉沈着 55

## ち

中心領域 88
中毒性表皮壊死症 38
腸間膜動脈血栓塞栓症 66
直腸 26
チョコレート嚢胞 91, 92
貯留嚢胞 84

## つ, て

椎体骨 31, 109
転移性肺癌 55
電子顕微鏡試料 118

## と

凍結切片 118
凍結保存 155
糖尿病性腎症 84
頭髪 104
頭皮 104

―の切開 32
――の縫合手順 148
洞房結節 122

## な

内耳 138
内膜ポリープ 91

## に

肉眼所見 159
肉柱形成 87
二次性血管炎 128
日本医療安全調査機構 169
乳頭壊死 84
乳頭体 105
尿管 25, 86
尿管尿 116

## ね, の

ネクロプシー 2
脳 33, 104
脳幹 136
脳梗塞 105
脳出血 105
脳ヘルニア 105

## は

肺 19, 49
肺区域 49
肺結核 53
肺梗塞 55
肺しぼり液 117
肺腺癌 55
肺動脈 42
肺動脈幹 18
肺動脈弁 43, 47
白脾髄 78
橋本病 96, 97
馬蹄腎 84
馬尾 103
パラフィン包埋組織 118
針 147

半脳速縮 133

## ひ

脾 23, 24, 78
脾炎 78
微細顆粒状 83, 84
非細菌性血栓性心内膜炎 44
脾腫 79
脾周囲炎 78, 79, 80
脾嚢胞 80
皮膚 99
腓腹神経 99
皮膚切開 10
びまん性甲状腺過形成 96, 97
びまん性肺胞傷害 53
肥満の判定基準 8
病理解剖記録用紙 161
病理解剖指針 168
病理解剖データ登録 164
病理解剖データベース 165
病理解剖の意義 1
病理解剖の手続き 1
日和見感染 120

## ふ

副甲状腺 93
副腎 25, 93
副腎皮質結節 93
副腎皮質腺腫 95
腹水 12, 40
副脾 78, 79
腹部臓器 20
腹膜炎 63
浮腫 36
プリオン 141
プリオンに対する滅菌法 145

## へ

平滑筋腫 59
ヘモジデローシス 75
ベルリン青染色 117
辺縁領域 88
変形性脊椎症 110

扁平上皮癌　53

### ほ

膀胱　26, 86
膀胱炎　87
縫合手順　148
房室結節　122
蜂巣肺　52
傍乳頭憩室　62
傍卵管嚢胞　92
傍卵巣嚢胞　92
保湿ケア　153
ホルマリン固定組織　118
ホルマリン注入　19

### ま

末梢自律神経　101
末梢神経　99
慢性甲状腺炎　97
慢性肺気腫　55

### め，よ

免疫抑制　120
腰髄　103

### ら

ラテント甲状腺癌　97

卵管　26
卵巣　26

### り

リウマチ性弁疾患　46
リソースの保存法　155
良性前立腺過形成　88
臨床病理検討会（CPC）　5
リンパ増殖性疾患　121

### ろ

肋間筋　13
肋骨の切断　13
肋骨肋軟骨連合　13

|検印省略|

## 図解 病理解剖ガイド

定価（本体 9,000円＋税）

2018年11月15日　第1版　第1刷発行
2022年 9 月 5 日　　同　　第2刷発行

編　者　新井 冨生
　　　　あらい　とみお
発行者　浅井 麻紀
発行所　株式会社 文 光 堂
　　　　〒113-0033　東京都文京区本郷7-2-7
　　　　TEL（03）3813-5478（営業）
　　　　　　（03）3813-5411（編集）

© 新井冨生, 2018　　　　　　　　　印刷・製本：壮光舎印刷

ISBN978-4-8306-0480-5　　　　　　　　Printed in Japan

- 本書の複製権，翻訳権・翻案権，上映権，譲渡権，公衆送信権（送信可能化権を含む），二次的著作物の利用に関する原著作者の権利は，株式会社文光堂が保有します．
- 本書を無断で複製する行為（コピー，スキャン，デジタルデータ化など）は，私的使用のための複製など著作権法上の限られた例外を除き禁じられています．大学，病院，企業などにおいて，業務上使用する目的で上記の行為を行うことは，使用範囲が内部に限られるものであっても私的使用には該当せず，違法です．また私的使用に該当する場合であっても，代行業者等の第三者に依頼して上記の行為を行うことは違法となります．
- [JCOPY]〈出版者著作権管理機構 委託出版物〉
本書を複製される場合は，そのつど事前に出版者著作権管理機構（電話03-3513-6969，FAX 03-3513-6979，e-mail：info@jcopy.or.jp）の許諾を得てください．